フォレンジック看護

性暴力被害者支援の基本から実践まで

編集　加納尚美・李 節子・家吉望み
執筆　日本フォレンジック看護学会

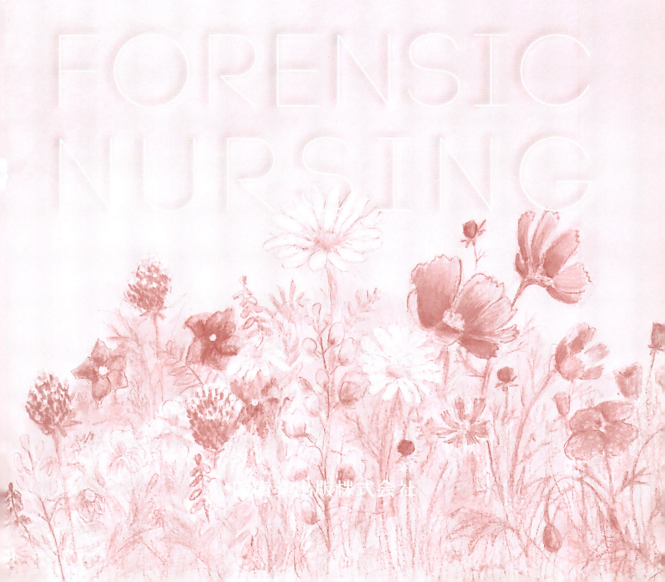

FORENSIC NURSING

医歯薬出版株式会社

＜執筆者一覧＞

●編　集

加納　尚美（かのう　なおみ）　茨城県立医療大学保健医療学部看護学科 教授

李　節子（り　せつこ）　長崎県立大学シーボルト校大学院人間健康科学研究科 教授

家吉　望み（いえよし　のぞみ）　東京有明医療大学看護学部看護学科 助教

●執　筆（五十音順）

家吉　望み（いえよし　のぞみ）　編集に同じ

石田　ユミ（いしだ　ゆみ）　女性と子どものライフケア研究所

稲吉　久乃（いなよし　ひさの）　中野区役所健康福祉部福祉推進分野

井箟　理江（いの　りえ）　名古屋第一赤十字病院看護部

今井　梓（いまい　あずさ）　東京都立小児総合医療センター看護部看護科

大屋夕希子（おおやゆきこ）　特定非営利法人 女性の安全と健康のための支援教育センター

梶原　祥子（かじはら　ようこ）　帝京大学医療技術学部看護学科

加納　尚美（かのう　なおみ）　編集に同じ

坂場由美子（さかばゆみこ）　常磐大学国際交流語学学習センター

鈴木　琴子（すずき　ことこ）　東京学芸大学教育学部養護教育講座

角田由紀子（つのだゆきこ）　弁護士，特定非営利法人 女性の安全と健康のための支援教育センター

長江美代子（ながえみよこ）　日本福祉大学看護学部

沼口知恵子（ぬまぐちちえこ）　茨城県立医療大学保健医療学部看護学科

服部　希恵（はっとり　きえ）　名古屋第一赤十字病院看護部

藤井ひろみ（ふじい ひろみ）　神戸市看護大学

藤田　景子（ふじた　けいこ）　金沢大学医薬保健研究域保健学系看護科学領域

古澤亜矢子（ふるさわ あやこ）　日本福祉大学看護学部

三隅　順子（みすみ　じゅんこ）　東京医科歯科大学大学院保健衛生学研究科リプロダクティブ・ヘルス看護学

三田村博子（みたむらひろこ）　（社）東京都同胞援護会婦人保護施設 いこいの家

宮澤　純子（みやざわ　じゅんこ）　城西国際大学看護学部看護学科

柳井　圭子（やない　けいこ）　日本赤十字九州国際看護大学

山田　典子（やまだ　のりこ）　日本赤十字秋田看護大学大学院

山本　潤（やまもと　じゅん）　特定非営利法人 女性の安全と健康のための支援教育センター

米山奈奈子（よねやまななこ）　秋田大学大学院医学系研究科保健学専攻精神保健看護学分野

李　節子（り　せつこ）　編集に同じ

This book was originally published in Japanese
under the title of :

Forenzikku Kango
-Seibouryoku Shien-no Kihon kara Jissen made
(Forensic Nursing)

Editors :

Kano, Naomi, et al

Kano, Naomi
 Professor, Ibaraki Prefecture University of Health Sciences, Department of Nursing

Ⓒ 2016　1st ed.

ISHIYAKU PUBLISHERS, INC.
 7-10, Honkomagome 1 chome, Bunkyo-ku,
 Tokyo 113-8612, Japan

発刊に寄せて

　この本ができるまでには，多くの年月がかかっています．才能と情熱にあふれ，先見の明を持った女性グループの努力によって完成に至りました．とても大切な教科書であるとともに，教科書以上の価値があります．なぜなら，本書はフォレンジック看護が日本において一つの専門領域であることを示すものだからです．

　著者たちは，日本の女性たちのために正義の実現を促し，他のアジアの国々のモデルとなるより高い基準を作る開拓者です．保健医療の新しいモデルをもたらす展望を示すのみならず，患者中心ケアのSANE-SART（性暴力被害者支援看護師 - 性暴力対応チーム）モデルを実現しようとするものです．各人の犠牲や忍耐，多くの困難を乗り越える献身があったにちがいありません．

　私が米国で創ってきたモデルを，日本の女性たちの求めに合う形で彼女たち自身が適用するという仕事にかたわらで協力できるのはとても光栄です．辛い出来事にあった女性たちが望みかつ必要とする支援やケアを女性自身が獲得できるように手伝い，それらを阻む多くの障壁を乗り越えるための展望と必要なコミットメントをする力を加納尚美さんと共著者のみなさんは持っていると私は確信しています．

　私は，この本が保健医療従事者および日本における性暴力の被害者により良いケアを提供したいと考える人々にとって重要なガイドになることと確信します．また，彼女たちが女性とともに働く時，問題を正し，後に続く人たちのために，より良い世界を実現できるモデルとなることを期待しています．

Linda E Ledray
　RN, SANE-A, Ph D, FAAN
　Director SANE-SART Resource Service, Minneapolis,
　MN, USA

リンダ　E　リドリー
　登録看護師，性暴力被害者支援看護師（成人），
　アメリカ看護アカデミーフェロー，
　米国ミネソタ州ミネアポリス市 SANE-SART 資源センター長

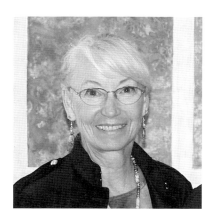

序

　日本におけるフォレンジック看護の歩みは，孤高の山々から雪解け水が湧き出て，細い流れがあちこちに生まれ，水が合流し川を作っている途上にあります．

　例えば，私が性暴力被害者の看護に関わるようになったきっかけは，約20年前，一本の電話からでした．大病院の救急外来に勤める知人の看護師からで，彼女は「勤務中に強姦被害者が一人で来院し，自分も含めて誰もどのように対応していいかわからず，とにかく『あなたは悪くない』と伝えるのが精一杯だった」と話し，そして「今後どうしたらいいのか」と電話で私に相談してきたのでした．当時，私は大学のゼミで学生と勉強していて，その内容を看護系雑誌が取り上げ「性的暴力・レイプ被害者への看護」について教育の立場から論考をまとめたことはありましたが，現場の方に助言できるような実践経験はありませんでした．そこで，病院の有志数名の看護師が集まって「クローバーの会」という定期的な勉強会を始めました．目的はいたって明確で，現場で看護師としてできることを形にしたい，可能性をはっきりさせたいということでした．常に現場で看護師として何ができるのかを意識しながら，事例検討や，関連の勉強会への参加，講演会企画などを重ねていきました．

　次第にわかってきたことは，自分たちの枠組みや偏見の見直し，性暴力のみならず様々な暴力の背景や，被害が起きた際に生じる特有の心身への影響等の理解がないと，被害者に会っていても気がつかないこと，医療者や看護師は司法や警察とは役割が違うこと等でした．さらに，会の活動を通じて，多くの先駆的な実践や研究をしている人々と出会いました．それから，NPOの立ち上げや運営に関わり，次第に具体的な実践活動につながり，国内外へと人の輪が広がっていきました．そして，これらの活動を含み，かつ，さらに幅と奥行きのある「フォレンジック看護学」という学問領域が，海外ではすでに実績が蓄積されているということを知りました．

　そこで，日本でも看護師としてできること，フォレンジック看護が社会に貢献できる中身を作っていこうということで，心ある人たちとともに「日本フォレンジック看護学会」を立ち上げ，その一環としてこのテキストの企画案が生まれたのです．

　本テキストの編集では，そのコンセプトづくりに議論を重ねてきました．日本では，残念ながら，未だ「性暴力被害者へのケア」は，ほとんどの看護師にとって「未知」な領域と言えます．なぜならば，これまで日本の看護師養成機関では，性暴力被害者支援，フォレンジック看護学はカリキュラムとして存在せず，ほとんど教授されてこなかったからです．

　そこで，本書ではまず「すべての看護専門職・学生に学んでほしいエッセンスが書かれている本」であること，そして「実際の性暴力被害者支援の場面で役に立つ指南書」で「誰もが理解できる入門書」とすることを目指しました．本書はフォレンジック看護学原論，フォレンジック看護に必要となる重点知識，性暴力被害者支援の実践の3編構成で，理念・知識・実践を一連として学ぶことができます．本書が，性暴力被害者への全人的ケアを提供するための一助となることができれば幸いです．

また，これらの願いを込めて，表紙はアートセラピストであるシェリルさんに描いていただきました．本書に触れた方が少しでも癒されますように…

さいごに，この企画は，全く新しい看護の分野への挑戦に，医歯薬出版の皆様のご理解があり初めて実現いたしました．心から感謝するとともに，本書が，日本におけるフォレンジック看護の大きな河流をつくり，世界をつなぐ海へと注ぐためのひとつの道具になってくれることを期待しています．

この本が，ひとりでも多くの方々にご活用いただけましたら幸いです．

2016年6月　編者を代表して　　加納尚美

もくじ

第1編　フォレンジック看護学原論　　　1

1　フォレンジック看護学とは　[加納尚美] ………………………… 2

①フォレンジック看護の定義 ▶2
　（1）フォレンジック看護とは何か　2　　（2）臨床法医学と司法看護　2

②フォレンジック看護の役割 ▶4

③フォレンジック看護の視点 ▶6

④性暴力被害者支援の国際的な活動 ▶7
　（1）米国の女性運動とレイプ・クライシス・センターの設立　7　　（2）レイプ被害者の心理
　に関する研究　7　　（3）世界各国での性暴力に関する法律改正の動き　8　　（4）フォレン
　ジック看護の世界の状況　9

2　フォレンジック看護の専門家（SANE）とは　[加納尚美，三隅順子] ……………… 11

①国際フォレンジック看護学会（IAFN）のSANEの教育ガイドライン ▶11

②性暴力被害者支援における多職種の協働 ▶12
　（1）性暴力対応チーム（Sexual Assault Response Team；SART）とSANE　12
　（2）日本でのSART研修　12

③SANEに求められるもの・能力 ▶13
　（1）米国の例　13　　（2）日本におけるSANE養成の取り組みから [三隅順子]　15

　コラム：日本で初めてSANEが紹介された時 [加納尚美]　17

　コラム：SANE研修の経験で得られたもの [大屋夕希子]　18

3　健康問題としての性暴力 ……………………………………… 19

①性暴力とは何か [米山奈奈子] ▶19
　（1）WHOによる性暴力の定義　19　　（2）類似・関連する用語の整理　20

②性暴力とドメスティック・バイオレンス（DV） [米山奈奈子] ▶21

③ジェンダーと性暴力（世界の動向，歴史，人権） [加納尚美] ▶22
　（1）女性の人権獲得の経緯　23　　（2）暴力と健康についての宣言　23　　（3）リプロダク
　ティブ・ヘルス・ライツの概念の提起　24

④ヒューマンセクシュアリティ（Human Sexuality）の視点 [加納尚美] ▶25
　（1）ヒューマンセクシュアリティについて　25

⑤性暴力被害の実態とエコロジカルモデル [加納尚美] ▶27

⑥性暴力被害を巡る無理解と誤解 [米山奈奈子] ▶29

もくじ　vii

（1）強姦神話　29　　（2）被害者と加害者との関係性　29　　（3）被害者の抵抗　31

コラム：SANE として働いて［三田村博子］　33

4　日本における性暴力問題への取り組み［加納尚美］ ……………………………… 34

①性暴力をめぐる実態と対策 ▶34
（1）性暴力に対する取り組みの始まり　34　　（2）明らかにされる性暴力の実態　34
（3）被害者支援という法的枠組み　35

②性暴力被害者支援の課題 ▶37
（1）性暴力被害者支援の総合的取り組み　37　　（2）性暴力加害者への対応と課題　37

コラム：DV 被害者が看護師に求めること［坂場由美子］　39

5　性暴力被害を生み出す社会的背景［李　節子］ ……………………………………… 40

①サイバー空間性暴力（sexual violence in cyberspace）とその対策 ▶40
（1）蔓延する「サイバー空間性暴力」　40　　（2）ポルノの氾濫と性暴力　40
（3）サイバー空間性暴力とセクシュアリティへの影響　42　　（4）「サイバー空間性暴力」と
リプロダクティブ・ヘルス／ライツ　42　　（5）「児童ポルノ」と「リベンジポルノ」の取り
締まり　44　　（6）「サイバー空間性暴力」を予防するための対策　45

②災害・紛争と性暴力 ▶47
（1）災害と性暴力　47　　（2）戦争・紛争と性暴力　49

コラム：災害における支援［山本　潤］　52

6　刑法における性暴力（性犯罪）規定について［角田由紀子］ ……………………… 54

①はじめに ▶54

②刑法における性暴力に関する規定 ▶54
（1）関連条文　54　　（2）解　説　54

第2編　フォレンジック看護に必要となる重点知識　59

1　性暴力の身体的影響［藤田景子］ ……………………………………………………… 60

①外　傷 ▶60
（1）外傷と治癒時間　60　　（2）外傷の診察と記録　61

②妊娠の可能性と予防 ▶63
（1）妊娠しやすい時期の判断　63　　（2）緊急避妊法の選択　64

③人工妊娠中絶 ▶64

④性感染症（STI）の検査と予防 ▶66

2 性暴力の精神的・心理的影響 69

①性暴力によって生じる生活行動への影響 [加納尚美] ▶69
(1) 被害に遭うということ　69　　(2) 被害直後の動揺と混乱の中での対処　70　　(3) 数日から数週間，ときには数年にもわたる苦悩　70

②性暴力とトラウマ [服部希恵] ▶71
(1) トラウマとは何か，トラウマを引き起こす出来事とは何か　71　　(2) 性暴力被害直後のトラウマ反応とその経過　72　　(3) トラウマ反応の重症化，長期化に関連すると思われる要因　74　　(4) 子どものトラウマ反応　74

③トラウマ記憶と PTSD の神経生理 [長江美代子] ▶77
(1) トラウマ記憶の特徴　77　　(2) トラウマ記憶の成立のメカニズム　77　　(3) トラウマ記憶にかかわる大脳辺縁系と神経内分泌系　78　　(4) トラウマの神経生理　79

④トラウマによる認知と気分の変化 [長江美代子] ▶80
(1) 自己と感情の調整障害　80　　(2) PTSD における高度な心理的機能の障害　81

⑤トラウマ体験による症状（PTSD） [長江美代子] ▶83
(1) PTSD の診断基準とその症状　83

3 特別な配慮が必要な対象者 87

①子どもへの支援 [沼口知恵子, 加納尚美] ▶87
(1) 子どもの性暴力被害の現状　87
(2) 子どもの性暴力被害の特性と特性に合わせたケア　88

②高齢者への支援 [石田ユミ] ▶91
(1) 高齢者への性的虐待の現状　91　　(2) 高齢者の性的虐待被害の特性と特性に合わせたケア　92

③障害をもつ人への支援 [古澤亜矢子] ▶94
(1) 障害をもつ人の性暴力被害の現状　94　　(2) 障害をもつ人の性暴力被害の特性と特性に合わせたケア　95

④セクシュアル・マイノリティへの支援 [藤井ひろみ] ▶97

⑤外国人女性（移住者）への支援 [李 節子] ▶99
(1) グローバル化社会における国際移住と性暴力被害者支援の対象　99　　(2) 外国人女性（移住者）の性暴力被害の特性（リスク因子）　100　　(3) 特に外国人女性（移住者）が生命の危険を伴う性暴力　103

4 性暴力被害者支援に必要な法律 [柳井圭子] 106

①性暴力被害者支援に関連する法律とその対応 ▶106

（1）発見時 106　　（2）保　護 110　　（3）救済・支援 112

②刑事・司法制度 ▶114

（1）刑事手続について 114　　（2）裁判過程 114

5 性暴力被害者支援におけるネットワーク機関 [梶原祥子] 116

第3編　性暴力被害者支援の実践　121

1 急性期における医療機関での対応 [家吉望み] 122

①性暴力被害者支援における医療機関の役割 ▶123

②医療機関における対応・看護ケアの実際 ▶123

③看護展開（成人女性） ▶134

コラム：「二次加害」と「二次被害」[李　節子] 138

2 性暴力被害にあった子どもへの対応 [加納尚美, 家吉望み] 140

①虐待の防止・発見 ▶140

（1）子どもへの性暴力の定義 140　　（2）看護として求められること 140

②医療機関における対応 ▶141

（1）医療機関受診時の流れと初期対応 141
（2）子どもに性暴力被害が与える影響と，子どもにみられる反応 141

③看護ケアの実際 ▶143

④看護展開（子ども） ▶144

（1）アセスメントの視点 144　　（2）子どもへの性暴力被害事例 146

コラム：性虐待を受けた子どもの看護 [今井　梓] 150

コラム：性暴力を起こさないための性教育 [鈴木琴子] 151

コラム：親への予防プログラム [宮澤純子] 152

3 地域における性暴力被害者支援 154

①保健師としての犯罪被害者等支援活動 [稲吉久乃] ▶154

（1）行政の犯罪被害相談の概要 154　　（2）犯罪被害者支援窓口の支援の実際 154

② SC 活動と外傷サーベイランス［山田典子］ ▶ 159
（1）コミュニティ単位での暴力予防　159　　（2）外傷サーベイランスの構築　159
（3）SC 外傷サーベイランス委員会の構成と役割　159　　（4）SC の取り組みの実際　160

コラム：警察と SANE との連携［山田典子］　162

4 性暴力被害者へのこころのケア［米山奈奈子］ ·········· 164

①こころのケアの重要性 ▶ 164
②性暴力被害者とアディクション ▶ 165
③代理受傷 ▶ 168
（1）支援者側の代理受傷　168　　（2）支援者のセルフケア体制　169

コラム：精神看護 CNS による性暴力被害者支援の実践［井箟理江］　171
コラム：性暴力被害者の声　〜医療者に望むこと〜　173

（カバーイラスト：大久保シェリル　OKUBO Cheryl）

第1編

フォレンジック看護学原論

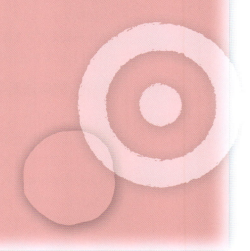

フォレンジック看護学とは

1 フォレンジック看護の定義

(1) フォレンジック看護とは何か

「フォレンジック（Forensic）」は，ラテン語の forensis に由来し，「フォーラム」または「フォーラム以前」という意味でローマ時代に有罪かどうかを公共の場で議論したことから，「法廷の，法的に関する」として日本語に翻訳されています．これまで，この言葉が看護と一体となって使われることはほとんどありませんでした．なぜなら，フォレンジック看護は国際的にも比較的新しい専門分野だからです．

1970年代以降，子どもから女性，老人へのさまざまな暴力被害の問題が深刻化した米国では，それらに対応するため看護の力を結集させようとカナダの看護師も加わり1992年に**国際フォレンジック看護学会（IAFN；International Association of Forensic Nurses）**が設立されました．その後，1995年に米国看護協会（ANA）により特定専門領域としてフォレンジック看護が承認され，特に性暴力被害者支援におけるフォレンジック看護師の活動は社会的に注目されるようになりました．

日本では，2014年に日本フォレンジック看護学会（**資料1，2**）が設立され，あらゆる暴力被害・加害に関連する健康問題への看護として社会的活動が始まったところです．

国際フォレンジック看護学会（2008）は，フォレンジック看護を「世界中で保健と法体系を交差する際の看護実践である」と定義し，看護学とフォレンジック科学（**法科学**）と技術を統合し，法と看護の間のすべての共通領域としています．

(2) 臨床法医学と司法看護

医学の分野では，1891（明治24）年と早くからすべての日本の医学部または医科大学には法医学教室が設置され，社会医学の中に法医学は位置づけられています．法医学では従来の「死者の法医学」から，昨今では「生者の法医学」としての臨床法医学の役割も求められています．

臨床法医学は，法医学的手法を臨床医学に応用するというもので，古くは18～19世紀に欧州で発展したとされています．国際フォレンジック看護学会創設者のバージニア・リンチは，フランス革命（1789年）以前に助産師が性的暴行と妊娠について立証していたという記録を引用しています．女性の健康に身近に接していた看護師・

NOTE　国際フォレンジック看護学会（IAFN）

1992年，米国・ミネアポリスのリンダ・リドリーが呼びかけて，全米およびカナダから72名の看護師が集まった．そこで「国際フォレンジック看護学会（IAFN）」が設立された．フォレンジック看護のターゲットとしては，性暴力のみならず，他の暴力や検死までも含む幅広いものであった．

NOTE　法科学

ここでいう法科学とは，「自然科学と社会科学の原理と技術を用い，現在残されている状況を調べ，何が起こったのかを証拠に基づいて確定させる手法」を指す．

資料1　日本フォレンジック看護学会　設立の趣旨[1)]

　約70億人が共生するこの地球上で，人間の歴史は試行錯誤を繰り返しつつも人権を尊重し，平和を願う方向を希求しております．1996年に世界保健機構が初めて出した，暴力が健康に及ぼす影響についての声明はその流れの一つと言えます．地域や国家間の紛争，テロ，災害，女性や子ども等への暴力，犯罪，人身取引，自傷・自死等は社会問題であり健康問題でもあります．

　日本国内では，近年多くの専門分野が立ち上がり，学術的活動，蓄積は目を見張るものがあります．2000年に入り，「児童虐待の防止等に関する法律」等の関連の法律が制定され行政レベルでの対策が開始されています．これらに前後し，各専門領域の中で，子どもや女性，高齢者への暴力被害の問題について看護の実践・調査研究等が報告され，様々な団体や機関で研修会の機会も増えています．一方で，暴力被害と健康については，共通する視点や学術的知識体系が必要とされますが，包括的に取り組む場が不足しているのが現状です．

　海外では，1992年に国際フォレンジック看護学会（IAFN）が設立され，暴力の根絶，実態の把握と予防，多様な被害者支援，専門職者の教育等および実践活動支援が行われています．フォレンジック看護とは，暴力と虐待の被害者と加害者への特別なケアを指します．

　特に，性暴力被害者への支援活動として，被害者の面談からアセスメント，証拠採取，適切なケアを行い多職種と連携する「性暴力被害者支援看護師（SANE）」の活動は，北アメリカを中心に広がっています．現在のIAFNは，フォレンジック看護学を軸とし，親密なパートナーからの暴力：DV（IPV），高齢者虐待，児童虐待，性暴力，人身取引，検死・死体解剖，刑務所（受刑者・矯正教育），救命救急，メンタルヘルス，災害，公衆衛生等の問題に取り組み高い社会的評価を得ています．

　2000年から日本で初めて「NPO法人女性の安全と健康のための支援教育センター」が東京でSANE養成研修を開始し，現在300名を超える修了生がいます．各地でSANE養成の動きがあり，今後ますますその社会的な貢献が期待されます．人の生涯に寄り添う看護師として，国際的なフォレンジック看護の知見および日本での実践を土台にして学問領域として発展させることが必要とされます．

　このような社会状況と看護の現状を踏まえ，さらなる暴力の防止とケアに向けたフォレンジック看護に関する臨床・教育・研究の充実をはかることを目的として，学術的に専門性を培う場として発展させるための「日本フォレンジック看護学会」の設立を提案します．

2014年3月29日

〔日本フォレンジック看護学会ホームページ　http://jafn.jp/?page_id=12〕

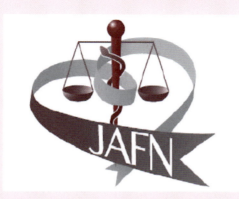

資料2　日本フォレンジック看護学会　ロゴ

助産師は，実践の場で，法と看護の間にたつことは当然直面する役割だったことが推察されます．

米国では 1970 年代に臨床法医学の必要性が議論され始め，1980 年には体系的なテキスト，教育コースが作られてその重要性が社会の中で注目されていきます．しかし，法医学者の供給が追いつかず，このころから看護師が臨床でパートナーシップを発揮するようになりました．1986 年にはテキサス大学でフォレンジック看護学のモデルカリキュラムが始まりました．このカリキュラムの開発者でもあるリンチは，日本での講演で次のように言っています．

「小児科には小児看護専門看護師，腫瘍にはがん看護専門看護師がいます．看護学にはそれぞれの専門分野ができました．今や法医学にはフォレンジック（司法）看護師ができたのです」

リンチは，看護師がこの分野の仕事に適している理由として，看護師は専門的知識を基に，子どものなだめ役や，遺族の心の痛みを受けとめてトラウマを軽減でき，積極的に精神的なダメージの大きいレイプ被害者の検査を実践してきた実績をあげています．日本での法科学，法医学の歴史の中で，被害者・加害者への看護の部分は欠けており，今後は，そこを埋めるとともに，かつ協働してクライエント中心のケアを担っていくことが看護師に求められています．

② フォレンジック看護の役割

1996 年の WHO 第 49 回世界保健会議において，暴力防止が公衆衛生の課題として決議されたように，すべての保健医療関係者が暴力と健康について取り組む必要があります．

先駆的な米国のフォレンジック看護の実践範囲を見てみると，フォレンジック看護師の仕事は，「プライマリーから救急や集中治療検査，毒物学報告の解釈，業務上過失または他の業務上の犯罪の評価，迫害された亡命者や拷問を受けた者の評価，性的暴力，人災または自然災害，ドメスティック・バイオレンス，子どものネグレクト，子どもや老人の虐待」の問題に取り組むとしています．フォレンジック看護師は，看護学のさまざまな専門性を基盤にして，他の専門家と連携しながら，新たなフォレンジック看護の知識体系を築き，「身体的，心理的，および社会的なトラウマの被害者と加害者」のケアとアセスメントを行います．リンチは，看護学，法医学，刑事法学がフォレンジック看護学の理論的基礎となり，警察や法医学者らとフォレンジック看護師は連携し実践する[2]として，これらの統合された実践モデルを示しています（**図1**）．

米国では，2004 年から JCAHO（Joint Commission on Accreditation of Healthcare Organization；医療施設認定合同機構（いわゆる第三者評価））の新基準により，病院に対して性暴力被害に関する証拠資料の採取と保管の責務が加わりました．このようにフォレンジック看護が社会の中で次第に重要な役割を担ってきています．

Note
JCAHO（医療施設認定合同機構）
　1951 年に設立された米国の医療施設の評価・認定を行う独立した非営利団体である．安全性，ケアの質および最善について客観的に評価し，米国の 21,000 施設の認定を行っている．
http://www.jointcommission.org/

日本ではあまり馴染みのなかった「フォレンジック看護」の概念ですが，日本看護協会「看護者の倫理綱領（2003）」には関連をみてとることができます．同条文の1条に「看護者は，人間の生命，人間としての尊厳及び権利を尊重する」，6条に「看護者は，対象となる人々への看護が阻害されているときや危険にさらされているときは，人々を保護し安全を確保する」とあります．これらの実践では，法科学との接点が生じますし，現実に多くの看護師・保健師・助産師が，子ども虐待，ドメスティック・バイオレンス，老人虐待等の問題に取り組んでいます．

また従来より，日本の助産師の業務には，保健師助産師看護師法第39条の2項「分べんの介助又は死胎の検案をした助産師は，出生証明書，死産証書又は死胎検案書の交付の求めがあつた場合は，正当な事由がなければ，これを拒んではならない」とあるように，助産師の業務遂行のためには法医学的知識が必要不可欠です．

法医学者の澤口は，「法医学と看護」（2004）の中で，欧米の臨床法医学におけるフォレンジック看護師（注：本文の中では司法看護師）の働きを紹介しています．具体的には，虐待や触法精神障害者（精神障害者である者で犯罪を犯した者）の看護管理において，教育者，カウンセラー，**アドボケイト**として働き，かつ犯罪予防にも貢献していることをあげ，日本でも看護として法医学を学ぶ必要性を提言しています[3]．

国際フォレンジック看護学会は，看護実践の役割として，保健医療の中で法的，社会的システムの知識を持ち，個人から地域，社会の外傷に関する健康問題に関わるものとしています．具体的なフォレンジック看護の実践範囲を**表1**に示します[4]．その

> **NOTE**
> **アドボケイト（advocate）**
> 　権利擁護者または擁護者，主唱者という意味がある．語源としては，声をあげる，支持して弁護するという意．日本看護科学学会では1996年の倫理綱領の第4条にて「看護者は，人々の知る権利および自己決定の権利を尊重し，その権利を擁護する」としているように，看護学においても重要な役割の1つになっている．

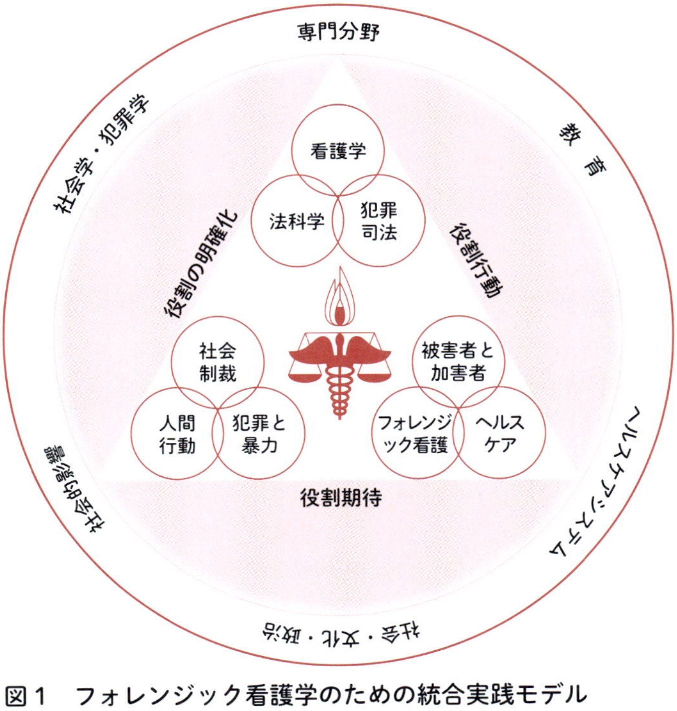

図1　フォレンジック看護学のための統合実践モデル

（V.A. Lynich: Forensic nursing, p18. Elsevier Mosby, 2011.）

表 1 フォレンジック看護の実践範囲

対人関係の暴力	患者ケア / 組織課題
ドメスティック・バイオレンス / 性的暴行	事故 / 外傷 / ネグレクト
子ども虐待と老人虐待とネグレクト	不適切な治療
身体的 / 心理的虐待	**公衆衛生と安全**
オカルト / 宗教	危険な環境
人身売買	薬物 / アルコール中毒
フォレンジック精神保健看護	食物と薬物転用
矯正看護	疫学的問題
法的看護相談	細胞 / 臓器移植
救急 / トラウマサービス	**検死**
事故	殺人 / 自殺
トラウマティック外傷	不審死
労災	大災害
自殺未遂	
災害	

(http://www.iafn.org.2015.May.15. what is forensic Nursing?)

際には，看護ケアが優先され，看護過程によって根拠に基づく実践が展開されます．

　フォレンジック看護の役割としては，これまでの看護学が積み重ねてきた看護過程を展開する中で，以下のような新たな視点とそのための学習が加わります．

　　・従来の生体のみならず，死体においても法的調査と情報に目を向けること

　　・コミュニティへの介入を計画するため，暴力危険因子の視点を入れること

　　・これまでの看護実践の場において，フォレンジック科学との接点を持ち，よりホリスティックケアを提供する役割を発展させること

　これらによって，フォレンジック看護の実践範囲も明確になっていきます．

3 フォレンジック看護の視点

　性暴力は，被害者の成長発達段階や年齢によって，その後の被害者の人生や生活に甚大な影響を残すことが知られています．性はそれが個人的な体験であると同時に，個人が個人として尊重される人権と深く結び付いています．しかし被害そのものは，他者に語られにくいことであり，外見からは被害の実態が見えにくく，また他者から被害の深刻さが理解されにくいという特徴があります．性暴力被害は，性被害に限らず，身体的暴力，精神的暴力，言語的暴力が併存している場合もあり，また暴力被害が長期間に及ぶ場合は被害の影響が複雑になりやすい傾向があります[5]．被害の後で，被害者が自分の経験した被害について，適切にことばで表現することが難しい場合もあるうえに，それが周囲に理解されにくいがために新たな誤解を生んでしまう場合も

006 │第1編│ フォレンジック看護学原論

あります.

このわかりにくさが，周囲の人々からの二次(的)被害につながり，被害者が他者との信頼関係を再構築するうえで，さらなる困難をもたらすことがあるのです.

フォレンジック看護の視点は，①被害者である患者を中心とする，②エビデンスに基づいた看護を行う，というものです[4]．被害者が暴力と感じる事柄は，暴力であり，それを尊重して関わるのがフォレンジック看護師の基本です．フォレンジック看護師は，性暴力加害者に事情を聞いたり，加害者と被害者でどちらが正しいかなどと査定したり審判したりはしません．あくまで被害者の視点を尊重し，目の前の被害者のことばをできるだけそのまま記録します．また，被害者の意思を尊重して被害の証拠採取を適切に行い，その記録や保存に努めることも重要な役割です．そして，身体的精神的ケアのほか，必要なサービスがある場合は，適切な関連機関に迅速につなげます．フォレンジック看護師は，被害者への看護支援を適切に迅速にすすめるためにも，関係機関の有機的なネットワークを備え持つ必要があります.

4 性暴力被害者支援の国際的な活動

(1) 米国の女性運動とレイプ・クライシス・センターの設立

性暴力被害に関する問題提起および法律改正をも含めた社会運動として展開し，国際社会にも影響を与えたのが米国での女性運動でした.

米国社会において，性暴力被害が社会問題となったのは 1970 年代でした．当時，民主主義が確立している米国でも，女性たちが私生活で直面していた夫や家族からの暴力について定義することができませんでした．そのような背景の中で，「コンシャスネス・レイジング（consciousness raising；CR（意識向上）運動」が生まれ，性暴力の被害女性たちが沈黙を破り始めました.

強姦は性行為ではなく，暴力犯罪の一種であると女性の側から定義し直しました.

1972 年には初めて性暴力被害者のニーズに合う包括的な支援のためのレイプ・クライシス・センターがワシントン D.C. に開設されました．これらの草の根運動は，やがて全米の各地に広がり，ボランティアたちはしばしば被害者に同行して，警察，病院や裁判所に赴き，被害者のアドボケイト（人権の擁護）を行い始めました．この運動が，その後の性暴力に関する法律改正への原動力になっていきました．2014 年現在，米国には 1,100 のレイプ・クライシス・センターがあります[7〜9].

(2) レイプ被害者の心理に関する研究

1972 年に，精神科看護師であったバージェンスと社会学者のホルムストロームがレイプ被害者の心理学的結果に関する研究を始めました．これは，病院救急部に来院した被害直後の被害者に面接とカウンセリングを行ったもので，1 年間に女性 92 名，子ども 37 名に面接を行いました．その結果，性的暴行に関連する極度のストレスへの心理学的反応のパターンに気が付き，「レイプトラウマ症候群（Rape Trauma Syn-

---

NOTE
二次(的)被害 (secondary victimization)

犯罪によって直接受ける被害（一次被害：primary victimization）に対して，「行為の直接的な結果である一次被害に対して，警察・検察・裁判などの刑事司法制度や医師・社会の人々から受ける被害をいう」[6]と国際犯罪防止会議等多くの機関で定義されている.

NOTE
コンシャスネス・レイジング (consciousness raising)

1960 年代後半から起こった活動で，小さな草の根の女性グループが個人的な経験を話し，分かち合い，共通の抑圧の構造と繋がるとした．こうした活動から，「個人的なことは政治的なことである」という有名な宣言が生まれた.

NOTE
レイプ・クライシス・センター (rape crisis center)

1972 年にワシントンD.C. をはじめ，米国の3 カ所に設立され，やがて全米に広がった．強姦の被害者に対して電話相談，カウンセリング，一連の司法対応の支援などの活動を行う民間団体である.

| 1 | フォレンジック看護学とは　　**007**

drome，以下RTS）」と名付けました．被害者は消化器や泌尿器の問題，不眠や過換気症候群等のさまざまな身体症状や，恐れ，罪責感，恥，当惑，自責感を経験していました．これらの症状は，戦闘参加帰還兵について報告されている心的外傷後ストレス障害（Post Traumatic Stress Disorder，以下PTSD）とよく似たものでした．RTSは，性的暴行や子ども時代の性的虐待に関連したトラウマの影響の結果のみに関係する症候群であり，ジェンダー特有のものではありません．後に米国精神医学会では，診断名としてではなく，PTSDの特定のタイプとして表現することになりましたが，看護診断では，RTSも用いられています．

2人の研究者は，その後も研究を継続し，事例を長期に追跡し，RTSには急性期の反応と再生期の反応の2段階が認められるとしています．

第1段階の急性期では，被害者は混乱した状態にあります．ショックを受け，レイプがあったことを信じたくないと思っています．こうした状態で，被害者は最初2通りの反応をみせます．1つは，表出的な反応です．怒り，怯え，不安を訴え，泣くこともよくあります．その他，もう1つは，抑制的な反応です．静かに落ち着いていて，外に向かって感情を露わにすることはありません．多くの場合，こうした反応をみせる被害者は，感情を表に出してよいのだと促してもらうことが必要です．この段階は，6週間から2〜3カ月間続くことがあります．支援者は，いずれの反応に対しても対応できるよう準備し，適切な支援と励ましを提供します．

第2段階の再生期は，長期にわたり，被害者はその間に自分なりの対処方法を作り上げていきます．再生には，自分を取り巻く世界への適応や自己の統合といった段階も含まれます．一方で，この時期は，抑うつ，自殺，危険な行動の危険性もあります[10〜13]．

1979年に心理学者ウォーカーが，家庭内暴力を受けた女性たちの症状を記述し，「バタードウーマン症候群」と呼びました[14]．1980年以後，ベトナム戦争帰還兵の研究をもとに「心的外傷後ストレス障害」という概念が認知されるようになり，レイプ，家庭内暴力等の被害者にみられる症候群と本質的に同一であることが明らかになりました[15]．

（3）世界各国での性暴力に関する法律改正の動き

1980年代には，米国各州で性暴力に関連した法律が改正されました．その結果，「レイプ（強姦）」，「性的暴行」，「性的虐待」は「本人が望まない性的接触や行動であり，傷害の有無にかかわるものではない」という内容となり，女性の性器への男性性器の挿入以外に，強制的な口腔内・肛門への性交，指や物を使った性交および他の関連するふるまいを含むものになりました．また，被害者を女性のみならず男性，配偶者間の被害にも拡大しました[16]．

同様の法改正は，カナダ，欧州の国々においても行われました．アジアにおいても，韓国では1994年の性暴力特別法を皮切りに，1997年には家庭暴力関連法が制定されました．台湾では1998年には家庭暴力防治法が成立し，この中には配偶者間暴力のみならず家庭内の児童虐待，子から親への暴力も含まれています．フィリピンで

NOTE

バタードウーマン（被虐待女性）症候群（Battered Women Syndrome）

心理学者レノア・E・ウォーカーが研究により明らかにした殴られている女性の共通の性質で，低い自己評価，伝統的な家族主義，重いストレス反応等である．

008 ｜ 第1編 ｜ フォレンジック看護学原論

は 1997 年に，性暴力に関する法改正が行われています．インド，スリランカにおいても改正の動きがみられます[17〜19]．これらの一連の動きは，米国のフェミニズム運動家が中心となり，レイプ被害者の権利とその心のケアの改善を訴え，犯罪被害者一般の対応へと広がりました．この動きは，やがて被害者中心ケア（Victim-Centered Care）と呼ばれていきます[20, 21]．

（4）フォレンジック看護の世界の状況

世界保健機構（WHO）のジェンダー・女性と健康部門は，性暴力の予防と対応に向けて法医学的証拠採取の方法とその影響について調査結果（2007）を発表しています．この報告によれば，多くの国で特別な病院基盤サービスとして被害者サービスが行われており，従事するスタッフは医師，警察医，フォレンジック検査官，看護師，フォレンジック看護師等でした．フォレンジック看護師が活躍している国は，カナダ，台湾，インド，プエルトリコ，南アフリカ，英国，アメリカ合衆国，ジンバブエに渡っていました．こうした背景の1つに，国際フォレンジック看護学会の実践の積み重ねが考えられます．国際フォレンジック看護学会は，2015 年では 27 か国から 3,300 人を超える看護師がメンバーとなり年1回の学術大会の開催，オンラインでの認定課程，継続教育，地域別活動等を行っています．

性暴力被害者への支援体制の見直しと構築は，20 世紀末には米国のみならずアジア諸国を含む世界各国へと広がりました．その中でフォレンジック看護の研究や実践報告も紹介され，世界保健機構の各種報告書にも影響を与え，国際社会に貢献しています．今後，日本におけるフォレンジック看護の実績と実践力が社会に活用されていくことが望まれます．

● 文献

1) 日本フォレンジック看護学会ホームページ　http://jafn.jp/?page_id=12（2015 年 5 月 15 日アクセス）
2) V.A. Lynich: Forensic nursing, p.5. Elsevier Mosby, 2011.
3) 澤口聡子：法医学と看護. 鹿島出版会，2004.
4) 国際フォレンジック看護学会ホームページ　http://www.forensicnurses.org/（2015 年 5 月 25 日アクセス）
5) ジュディス・L・ハーマン著／中井久夫訳：心的外傷と回復. pp.211, 217，みすず書房，1996.
6) 諸澤英道編：トラウマから回復するために. p.24，講談社，1999.
7) Maria Bevacqua: Rape on the Public Agenda: Feminism and the Politics of Sexual Assault（Boston: Northeastern University Press），pp.29-30, 2000.
8) Patricia Yancey Martin: Rape Work: Victims, Gender, and Emotions in Organization and Community Context（New York and London: Routledge），2005.
9) RAINN　https://www.rainn.org/get-help/national-sexual-assault-hotline（2015 年 1 月 30 日アクセス）
10) Burgess, A., Holmstrom, L.: Rape trauma syndrome. The Ameican Journal of Psychiatry, 131(9):981-985, 1974.
11) Burgess, A., Holmstrom, L.: Rape: Sexual disruption and recovery. The Ameican Journal of Psychiatry, 49(4):648-657, 1979.
12) Linda E. Ledray: Sexual Violence. Virgina A. Lynch, Forensic nursing. p.380, Elsevier Mosby, 2011.
13) Pamela J. Dole: Sequelae of Sexual Violence. Virgina A. Lynch, Forensic nursing. pp.397-413, Elsevier Mosby, 2011.
14) レノア・E・ウォーカー著／斉藤 学監訳：バタードウーマン─虐待される妻たち. 金剛出版，1997.
15) 前掲書5). p.217.

| 1 | フォレンジック看護学とは

16) Virgina A. Lynch: Forensic nursing: Linda E. Ledray: Sexual Aassault. p.285, Elsevier Mosby, 2011.
17) 町野 朔：台湾家庭暴力防治法と加害者更生プログラム．内閣府男女共同参画局．配偶者からの暴力加害者更生に関する調査．pp.145-178，平成 15 年 4 月．
18) 白井 京：韓国の女性関連法制．国会図書館調査および立法考査局─外国の立法 226，pp.103-132，2005.
19) Intenational Women's Rights Action Watch Asia Pacific（スペースアライズ他訳）：性暴力を人権侵害として位置づける─国際人権規約と法律文書の役割．2007.
20) U. S. Department of Justice Office on Violence Against Women: A National Protocol for Sexual Assault Medical Forensic Examinations. Adults/Asolescents. 2nd ed., April, 2013.
21) 小田 晋：犯罪被害者の PTSD．教育と医学，45(8)：712-720，1997.
22) 内閣府男女共同参画局：「性暴力被害者支援に関する調査報告書」，p.10，平成 26 年 6 月．
23) 井上輝子・他：岩波女性学事典．p.150，岩波書店，2002.
24) マギー・ハム著／木本喜美子・高橋 準監訳：フェミニズム理論事典．p.52，明石書店，1999.

2 フォレンジック看護の専門家（SANE）とは

　フォレンジック看護の領域の中で，とくに性暴力被害者への支援活動は大きな比重を占めています．SANE（セイン）とは，Sexual Assault Nurse Examiner の頭文字をとった言葉で，日本では性暴力被害者支援看護師あるいは性暴力被害者支援看護職と呼んでいます．

1 国際フォレンジック看護学会（IAFN）の SANE の教育ガイドライン

　国際フォレンジック看護学会（以下，IAFN）では，SANE とは性的暴行や性的虐待にあった患者への法医学検査とフォレンジック看護について特化した教育を修了し，臨床実践の準備を整えている登録看護師[1] としています．この主な役割としては，総合的法医学的な検査で，法医学歴，詳細な身体的および心理的なアセスメント，記述記録や写真の記録，証拠採取と管理，心理社会的サポートや資源の提供，法執行プロセスにおける検査や証言も含みます．SANE は，性暴力被害者への支援を提供するコミュニティの人々と信頼し合い協働し，SANE がその要の働きを担います．ここでのコミュニティとは，すなわち性暴力被害者を支援するチームで，協力者には，友人，雇用主，アドボケイト，保健の専門家，警察，裁判官および法律の専門家，教育者，宗教的な指導者等が含まれます．

　また，IAFN では，SANE の教育を受ける前提として救命救急や母子保健での2年以上の臨床経験を条件として設けています．SANE の教育は IAFN の教育ガイドラインに沿ってさまざまな方法と場で行われていますが，各地域に特化した内容も含まれます．

　IAFN の SANE の教育ガイドライン[2] によれば，まず，人の発達レベルに合わせた対象理解および性暴力が個々に及ぼす影響の理解が必要とされます．教育方略には**ノールズの成人教育理論**に基づき，参加者の動機づけを重視した多様な教育方法を推奨しています．また，理論的フレームワークとして，ロイの看護モデルやベナーの新人からエキスパートへの理論が SANE 教育に有用であるとしています．

　教育者は各地域の事情や対象に合わせて，対面授業，インターネットを利用した授業，シミュレーションを利用します．

　IAFN の示す SANE として必要となる実践能力は**表2**の通りです．

> **NOTE**
> **ノールズの成人教育（アンドラゴジー）理論**
> 　教育学者のマルカム・ノールズが提唱した理論で，成人教育では，知識は学習者が能動的に構築するもので，学習は学習者の経験世界に関する解釈，統合，変形の相互的な過程とするものである．

表 2　SANE として必要な実践能力

① フォレンジック看護と性暴力の概観
② 被害者の反応と危機介入
③ 地域の団体との協働
④ 法医学に関連する聞き取り
⑤ フィジカルアセスメントの実施とその査定
⑥ 法医学検体採取
⑦ 法医学撮影
⑧ 性感染症の検査と予防
⑨ 妊娠検査と予防
⑩ 帰宅とフォローアップ計画
⑪ 裁判所での証言と法的対応

　日本でも，IAFN の基準を参考に日本の現状を踏まえて SANE 養成研修が行われ
ていますが，実践モデルの形成途上のため，すべてを教育内容に含んでの研修は行わ
れていないのが実情です．また，実習および認定試験，資格更新制度はなく，SANE
教育および実践の基準，システム作りはこれからの課題です．SANE は，性暴力被
害者への支援を他の専門家や支援者と連携するために重要な役割を担うため，今後の
学術団体等の活動が期待されています．

2　性暴力被害者支援における多職種の協働

（1）性暴力対応チーム（Sexual Assault Response Team；SART）と SANE

NOTE
SART
コミュニティの中で，レイプ・クライシス・センター，法執行団体，地域資源，地方検事事務所，地方検事被害者支援プログラム，裁判所，ヒューマンサービス団体，救急医療サービス部門の関係者がネットワークを作り，被害者支援を行う．

　性暴力被害者の回復を促し，法的システムの中で一連の犯罪捜査および被害者運動
を促進する上で，性暴力に対応する専門職者が連携することが重要になります．そこ
で米国で SANE プログラムとほぼ同時に作られたのが **SART**（サート）モデルです．
SART は，各地に広がり，現在では 1,000 以上となっています．

　SANE は，各地域の SART と連携し，多くの場合は調整役割も果たしています．
SANE プログラムが米国の次に広がっているカナダでも半数は SART と連携してい
ます．米国では，米国司法省犯罪被害支援センターの助成を受けて，全米性暴力資源
センターが，SART の立ち上げ，運営方法について，必要な情報を提供していま
す[3]．

（2）日本での SART 研修

NOTE
多職種連携協働
(interprofession-
al work；IPW)
多職種連携による実践を意味する．日本では，埼玉県立大学の取り組みにおいて「複数の領域の専門職者（住民や当事者も含む）が，それぞれの技術と知識を提供し合い，相互の作用しつつ，共通の目標達成を患者・利用者とともに目指す共有した活動」[6] と定義されている．

　2000 年以降，多職連携教育（interprofessional education；IPE）に取り組む医療系
大学が増えています．IPE とは，「2 つあるいはそれ以上の職種が，ケアの質の改善
と協働を目指して共に学び，お互いから学び合いながら，お互いのことを学ぶことで
ある」[4] と定義されています．IPE を基盤にした教育実践は，**多職種連携協働**（inter-
professional work, IPW/Interprofessional collaboration, IPC）へと発展を促します．フォ

012　｜第 1 編｜フォレンジック看護学原論

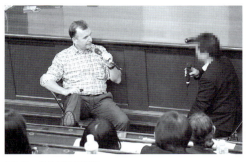
図2 SART研修

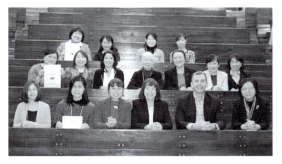
図3 「SART研修日本版」の講師陣と研究グループ

レンジック看護実践，とくに性暴力被害への対応において，関係する人々と職種との連携は欠かせません．被害者を中心に多職種がともに研修し，実践を報告し合い，連携していくことが求められます．そうした試みとして，2015年2月に，日本に米国から4名の講師（Linda Ledry：SANE-SART資源センター長，James Markey：元フェニックス警察刑事，Patti Powers：ワシントン州ヤキマ郡検事，Misty Marra：西バージニア州法医学研究施設専門官）を招聘し，多職種に対するSART研修が行われました．研修は，講義とロールプレイによって進めるワークショップ形式で行われ，架空事例を基に，被害者の面接から証拠採取，加害者の事情聴取，証拠の検査，法廷の様子と判決までの8セッション（①法執行と被害者の面接，②性暴力被害の影響とアドボケイト，③法執行犯罪現場捜査と証拠採取，④SANEの検査，⑤DNA-DFSA犯罪検査，⑥容疑者面接，⑦法廷の準備，⑧法廷での証言の流れ）で構成されていました（図2，3）[5]．今後，日本版SART研修が地域現場に合わせて実施され，有機的な支援のコミュニケーションが形成されることが望まれます．

3 SANEに求められるもの・能力

（1）米国の例

SANEのトレーニングは，保健医療施設，地域主導の性暴力プログラムの一環として，また，行政の保健課，検察庁，最近では大学の選択コース，インターネットによって行われています．トレーニングは40時間以上の講義の受講を必要とし，性暴力の構造，**社会で信じられている神話**，レイプトラウマ，トラウマのアセスメントやカウンセリング，被害者に配慮した既往聴取，証拠採取，情報提供等の内容が含まれています．トレーニングによっては，実習経験もプログラムに含まれます．また，SANEとして資格を維持するには継続的な研修も必要です．そのため，1996年から国際フォレンジック学会（IAFN）が実践基準を作っています．IAFNは2002年には成人用SANE，2006年からは小児と思春期SANEの認定試験を行っています．最新のSANEの教育ガイドおよびSANEプログラムの紹介はIAFNのウェブサイトで公

> **NOTE**
> **社会で信じられている神話**
> →「強姦神話」（p.29参照）

表されています[7].

　SANE にまず求められる技術は，検査のあらゆる段階で，クライエント（性暴力被害者）の尊厳を思いやり尊重することとされています．具体的には，24 時間オンコールという形態で働くのが一般的であり，被害者が病院に来院した場合，SANE が 30 〜 60 分以内にかけつけます．初めに救急対応の必要の有無を判断してから次の一連の診察を行います（**表 3**）．

　米国の司法省司法局犯罪被害室の報告では，性暴力被害者が救急外来で直面する問題を 7 つ指摘し，SANE サービスによりこれらが改善されるよう啓発しています（**表4**）．

　SANE プログラムでは，表 4 の①〜⑦の問題の解決に向けて実践法が開発されていきました．具体的には，SANE は，36 時間以内に性暴力にあった被害者が救急外来に来た場合，オンコールで対応し，必要なサポートとケア，各種支援団体への紹介

表3　SANE の診察

①既往歴，犯罪に関する情報収集
②自殺企図の有無をはじめとする注意すべき心理的状態
②身体検査
③証拠採取
④尿，血液検査（薬物検出）
⑤治療および紹介
⑥性感染症の予防やその他ケア
⑦そのほか医療・心理的ケア・支援の提供

〔Office of Justice Programs Office for Victims of Crime, Linda E. Ledray: Sexual Assault Nurse Examiner Development & Operation Guide, 1999 を筆者翻訳〕

表4　性暴力被害者が救急外来で直面する問題

①性暴力被害者の大部分は重症の外傷をおっていないので後回しになる．
②性暴力被害者が忙しい病院の待合室で長時間待たされる．
③性暴力被害者は証拠をなくしたくないために医師や看護師に診てもらうまで飲食やトイレをも我慢している．
④医師や看護師の多くは法的証拠の採取方法を知らない，熟達していない．
⑤医師の中には，後日に法廷に証人として呼ばれること，経験不足で採取した検査について問い合わせがあることを億劫がる．
⑥救急外来のスタッフが，性暴力被害について理解していなかったり（被害者を責めたり），思いやりと尊敬をもって被害者に対応する必要性に無理解だったりする．
⑦救急外来のスタッフは，特に見知らぬ者からの被害でない場合に，収集可能な法的証拠を採取できない（SANE は親しい者からの被害が多いことを知っている）．

〔Office of Justice Programs Office for Victims of Crime, Linda E. Ledray: Sexual Assault Nurse Examiner Development & Operation Guide, 1999 を筆者翻訳〕

を6カ月間持続します．また，外来に来た被害者には必ず1〜2日後には電話を入れるという働きをしています．こうしたSANEのサポートを拒否した人は1〜2%のみであるといいます．SANEの有用性については，地域では性暴力犯罪者の逮捕者数が増加し，SANEが被害者をケアしたほうが，加害者逮捕に至る割合が高いという成果が報告されています．

このように，性暴力被害者への看護ケアは，より専門的な教育とトレーニングを受けたSANEによる実践データの調査に基づき開拓され，英語圏の国々を中心にSANEプログラムは広がっています．SANEの教育と実践を40年以上リードし，全米のみならず国際的にも活躍しているリンダ・リドレイ氏は，SANEの責任として次のようなことをあげています．

- ・看護師が患者と治療的関係を築き，偏見にとらわれず，性的暴行の事実を可視化できるようにすること．
- ・実践家として，性的暴行に関連する危険因子や行動変容を教え合うこと．
- ・性的暴行の被害者に偏見なく，基礎的な法医学的アセスメントガイドにそって不快のないように対応すること．
- ・性的暴行に関連する汚名や恥が排除されるように，社会的認知を得られるために先頭に立っていくこと[8]．

（2）日本における SANE 養成の取り組みから

SANEは，北米をはじめ世界各国に普及している専門職といえますが，国によって看護師の裁量権は異なりますので，具体的にできることは違っています．米国やカナダでは証拠採取もSANEの役割となっています．

日本では，特定非営利法人「女性の安全と健康のための支援教育センター」（以下，支援教育センター）が日本で初めて2000年からSANEの養成を開始しました．

以下，日本で行われているプログラムについて紹介します．

① SANE 研修の枠組み

研修は，講義と演習（グループワーク）で構成されています．それにより学習は広がり，深まるほか，研修後も役立つネットワークを生み出すという副次的な効果を期待しています．

研修での目標は，①性暴力の被害の実態を理解できる，②性暴力被害が個人に及ぼす影響を理解できる，③被害にあった人への支援の原則と基本が理解できる，④支援に必要な連携・協力について理解できる，⑤支援者の安全と健康を維持することができる，⑥支援を通して医療とケアの質の向上に貢献できる，となっています．

〔研修内容〕

研修内容は先の目的を6つの柱として成り立っています．**表5**に具体的なテーマと内容を紹介します．

| 2 | フォレンジック看護の専門家（SANE）とは　　**015**

表5　SANE 研修のプログラム例

教育目標	学習内容
暴力の被害の実態を理解できる	・女性の権利の歴史と健康 ・性と法律 ・被害者の理解：社会編 ・差別の感覚（演習）
性暴力被害が個人に及ぼす影響を理解できる	・被害者の理解：当事者編 ・子どもの性被害① ・性感染症・妊娠① ・PTSD とそのアプローチの実際①
被害にあった人への支援の原則と基本が理解できる	・対人援助の原点に立ち返る ・SANE とは：役割と課題 ・医療者が知っておくべき支援の原則 ・子どもの性被害② ・性感染症・妊娠② ・PTSD とそのアプローチの実際② ・創傷とその記録法 ・フォレンジック看護：暴力と虐待の防止とケア ・看護の実際（演習）
支援に必要な連携・協力について理解できる	・DV 相談機関の活用 ・行政の被害者相談と多機関連携 ・私たちにできる連携（ワーク）
支援者の安全と健康を維持することができる	・被害者支援と援助者の二次的 PTSD
支援を通して医療とケアの質の向上に貢献できる	・SANE 修了生の活動 ・米国での SANE の役割

● 文献

1) IAFN. Sexual Nurse Examiners　http://www.forensicnurses.org./?page=AboutSANE.（2016 年 5 月 3 日アクセス）
2) IAFN. SANE EDUCATION GUIDELINES　http://c.ymcdn.com/sites/www.forensicnurses.org/resource/resmgr/2015_SANE_ED_GUIDELINES.pdf.（2016 年 5 月 3 日アクセス）
3) Linda E. Ledray: Office of Justice Programs Office for Victims of Crime; Sexual Assault Nurse Examiner Development & Operation Guide, 1999.
4) 日本保健医療福祉連携教育学会用語委員会集．p.85，平成 26 年．
5) 加納尚美・他：性暴力対応チーム研修の評価．第 2 回日本フォレンジック看護学会抄録集，2015.
6) 大塚真理子：IPW/IPE の理念とその姿．埼玉県立大学編，IPW を学ぶ─利用者中心の保健医療福祉連携，p.12，2009.
7) SANE Development & Operation Guide　https://www.ncjrs.gov/ovc_archives/reports/saneguide.pdf（2016 年 5 月 3 日アクセス）
8) International Association of Forensic Nurses　http://www.forensicnurses.org/default.asp?page=a5（2016 年 5 月 3 日アクセス）

column 日本で初めて SANE が紹介された時

　日本に初めて SANE が具体的に紹介されたのは，1997～1999 年に行われた有志たちによる「性暴力被害と医療をむすぶ会（以降，むすぶ会）」の講演会でした．むすぶ会は，1980 年代から性暴力被害者支援活動を行っているカナダ・バンクーバーから，医師のワイノット氏とカウンセラーのジンガロ氏を招き，活動の経緯と理念，必須知識と支援内容を学び，記録に残しています．これによると，バンクーバーでは，性暴力被害者への支援に向けて，女性主導型の「性暴力被害対応サービス（略して SAS）」を基盤にして，女性の健康のための場としての「ブリティッシュ・コロンビア（略して BC）州女性健康センター」を作り，次第に人工妊娠中絶やマイノリティ女性たちの健康問題，依存症やドメスティック・バイオレンス，HIV への対応を行って，やがて産科と小児病院の併設，後には地域医療や精神科との連携により総合的な拠点と発展させていきました．

　性暴力被害者への急性期対応では，最初は献身的な医師 10 人が行っていましたが，人員の維持確保のため 1993 年以降 SANE のトレーニングを始め，ようやく 365 日 24 時間体制という理想的な形で被害者対応を行えるようになりました．このように SANE が，100％医師と対等な存在として，被害者へのケアと法的証拠採取を行い，全体の支援活動の中で統合され活躍していますが，この活動の立ち上げと継続には米国の草の根運動とのネットワークが不可欠であったとされています．

　この BC の例にならい，むすぶ会から新たに結成された「特定非営利活動法人女性の安全と健康のための支援教育センター」（2000 年）で，包括的な性暴力被害にあった人への支援の輪を作っていくための方略の 1 つとして SANE 養成が開始されることになりました．日本で最初の SANE 研修内容は，BC 女性健康センターの内容を参考にして組み立てられ，時間数は 40 時間で最大 30 名としてワークショップも含んだ内容でした．

　これまでの養成人数は，2016 年現在では約 380 名となっています．

　以来，16 年間の中で，日本においても SANE の種は確実に蒔かれ，育ちゆきつつあります．

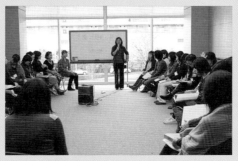

SANE 講習会の様子

（加納尚美）

column | SANE 研修の経験で得られたもの

　性暴力に関することに触れることもあまりなく，何も知らなかった頃には，遠い世界のこととして，いわゆる強姦神話を信じていたように思います．この問題に関心を持ち始めたのは，身近でレイプされ妊娠した人がいることを知ったことがきっかけです．看護師になるにあたり，さまざまなことを学びましたが，レイプ被害に遭った人をどうケアするかといったことは全くわかりませんでした．そのような中，ある雑誌で看護師が取れる資格として SANE が紹介されており，SANE 研修を受講しました．

　SANE 研修では，医療・司法・教育・行政・そして性暴力被害に遭った当事者といったさまざまな立場の人が，同じ問題に関して教授してくださり，この問題をなんとかしたいという熱意のこもった講義は，とても新鮮で衝撃的でした．研修の中で当事者が何を求め，傷つき，どのような困難をかかえているのかを学べたことは本当に貴重でした．さらに，二次被害につながるような自分自身の性暴力に関する誤解や偏見に向き合うこと，自分が当事者に対してどういった感情をもっているのかなど，自分自身と向き合う機会にもなりました．同時に相手を理解し支援するためには，自分の心が安定していること，自分を大切にできていることの重要性を教わりました．

　現在，性暴力被害にあった人に支援をする際には，SANE 研修で学んだことが支えになっています．自分一人だけではできないことも多く，つながりを作り，どこに相談したらよいかを知っていることが当事者への支援を行っていくうえでは大切であるということを，日々実感しています．

　また，性暴力被害者が相談する場合に，相手として多いのは友人であるともいわれています．被害に遭ったら，打ち明けられたらどうするか，友人・知人の立場としてできることなどを学んだことも大変役に立ちました．看護師としてのみならず，私たちが安全に，健康に生活していくための教養の1つとしても，性暴力被害者への支援の知識は必要であると思います．

　最後に，当事者の視点を最も大切にして支援を行う姿勢は，性暴力被害に限らず，人を支援する医療職としてなくてはならないものです．看護職としての経験を重ねるにつれ「性暴力被害にあった人にとってよい医療とは，すべての人にとってよい医療である」ということを感じています．

（大屋夕希子）

3 健康問題としての性暴力

1 性暴力とは何か

（1）WHO による性暴力の定義

　性暴力（sexual violence）の定義は，国際的に世界保健機構（WHO）「世界の暴力と健康レポート」（2002 年）が広く用いられ，発行以降多くの国や地域での取り組みに採用されています．

　性暴力とは，「本人のセクシュアリティに対する，強制や威嚇によるあらゆる性的行為や，性的行動への衝動，で被害者とどのような関係性であっても，自宅や職場に限らずどのような場所であっても起こり」[1] ます．また，世界中で，戦時下でも平和な時代でも起こり，最も深刻な人権侵害を及ぼします．

　WHO の定義する性暴力は，強姦（レイプ）のみを指すのではなく，強いられた性的行為をも含むものです．

　性暴力は，重大な公衆衛生上の問題であり，被害者の心身に短期・長期に影響を与えます．性的かつリプロダクティブ・ヘルスのリスクを増大させます．女性や女子が被害に遭うことは多いのですが，男性や男子も例外ではなく，乳幼児から高齢者まであらゆる年代で起きています．加害者は見知らぬ人だけでなく，親や近親者，きょうだい，顔見知り，親しいパートナー，同僚，子どもの場合は養育者や教育者，スポーツの指導者や宗教指導者であることもあります．加害者は巧みに被害者が抵抗できない状況や状態（睡眠中，疾病や障害をもつ人，意識がない等）を狙ったり，その機会（薬物使用や脅しにより）を作ったりします．

　性暴力には具体的には次のような被害があります．

・婚姻関係またはデートの中で起こるレイプ
・知人または見知らぬ者からのレイプ
・学校や職場等での望まない性的行為や性的ハラスメント
・組織的なレイプ，性的奴隷や武装勢力のもとでの強制された妊娠など
・精神的または身体的に障害をもつ人々への性的虐待
・子どもへのレイプや性的虐待
・強制的な結婚または妻を財産相続するというような慣習

　これら以外にも性暴力は存在し，必ずしも上記に限定されません．また，犯罪とし

て規定されている名称も入っていますが，必ずしも法律の定義と同じではありません．性暴力は古くからある問題ですが，法制化されるには社会的認知や手続きに時間を要します[1, 2]．

　何よりも被害者が自分からは被害を訴えることは大変難しく，社会的に問題として認識されるには困難な状況があります．背景には，不十分なサポートシステム，被害者自身が恥の意識を持ちやすいこと，加害者からの仕返しや非難への怖れ，周囲から被害を信じてもらえないどころか反対に被害者に非があるなどと責められる危険性があるからです．本書では，性暴力被害者への看護を具体的に展開していくため，WHOによる性暴力の定義を共通理解とします．

（2）類似・関連する用語の整理

　類似の用語として性的暴行（sexual assault）があります．性的暴行とは，性暴力の一形態であり，しばしばレイプ（強姦）と同義として用いられます．性的暴行は，本人の同意なしにその身体を性的に触るような行為から，強制的な性行為（レイプ），反自然的性交（口腔および肛門性交），子どもに対する性的虐待，近親姦，フォンドリング（fondling：わいせつ目的で身体を触ること），強姦未遂といった行為まで含む場合があります[3]．

　その他，性暴力に関連する用語の説明を**表6**に示します．

表6　性暴力に関連する用語の説明

○刑法においての性暴力
　強姦（rape）：刑法第177条（強姦）「暴行または脅迫を用いて13歳以上の女子を姦淫した者は，強姦の罪として，3年以上の有期懲役に処する．13歳未満の女子を姦淫した者も，同様とする」
　強制わいせつ：刑法第176条（強制わいせつ）「13歳以上の男女に対し，暴行または脅迫を用いてわいせつな行為をした者は，6月以上10年以下の懲役に処する．13歳未満の男女に対し，わいせつな行為をした者も，同様とする」
○性犯罪：刑法177条，176条となるが，法律違反行為が露見し，その行為者として逮捕，有罪にされた時に確定する．性犯罪の場合，被害申告率が低く，被疑者の検挙率も高くない[1]．
○サイバー被害：（後述）
○性的虐待（sexual abuse）：子どもと大人間のすべての性的行動に用いられる用語で，同意の有無にかかわらない[2]．
○セクシュアル・ハラスメント（sexual harassment）：相手の意に反する性的な言動[3]
○スクール・セクハラスメント（school harassment）：セクシャル・ハラスメントのうち，学校で起こるもの[3]
○ストーキング（stalking）：執念深くつきまとう．人をつけ回して危害を加える．その行為をする人がストーカー（stalker）[3]

[1]　藤岡淳子：性暴力の理解と治療教育．誠信書房，2008.
[2]　Janice Humphreys, Jacquelyn C. Campbell: Family violence and nursing practice. Springer, 2011.
[3]　現代用語の基礎知識（2015年度版）．

性暴力は，相互の合意のもとで行われる性行為ではありません．性による支配を目的にした暴力です．この理解が最も重要な出発点になります．

2 性暴力とドメスティック・バイオレンス（DV）

　ドメスティック・バイオレンス（domestic violence，以下 DV）は性暴力の中に含まれますが，ここでは DV にフォーカスを当てて考えてみたいと思います．
　DV とは，配偶者や恋人等，親密な関係にある（またはあった）人への支配と暴力的行動のすべてを含むものです．DV は親密な者，身近な者が加害者となり，相手を執拗に支配するためにとる暴力です．それゆえ，被害者にとって，本来，安心・安全な生活の場としての居場所が危険な場所となります．被害は被害者本人のみならず，子どもやその他の家族や友人，地域住民にとどまらず社会全体における暴力的事件の温床にもなります．DV には，身体的暴力（殴ったり，蹴ったり，物を投げつけたり，突き飛ばしたりする等），精神的暴力（人格を否定するような暴言，交友関係や行き先の監視，電話・メール等の細かい監視，長期間無視する，自分もしくは家族に危害が加えられるのではないかと恐怖を感じるような脅迫等），性的暴力（性的な行為の強要，見たくないポルノ映像等を見せられる，避妊に協力しない等），経済的暴力（生活費を渡さない，勝手に貯金を使われる，外で働くことを妨害される等）があります（図4）．DV にはサイクルがあり，これが短くなったり，長期に続くほど危険度は増します．この中で，被害者本人さえも DV とは気が付かない，あるいは誰にも相談できずに脱出の機会を逃すこともあります（図5）．これらの暴力による支配の構造は，いわゆる「いじめ」とも共通しています．加害者は，被害者を「威嚇」し，被害者の自尊心を傷つける等して「精神的暴力」を振るいます．そして，社会的活動や親しい友人・親きょうだいからも被害者を「孤立」させ助けを求められないようにします．暴力を振るっても，些細なこととしたり，暴力はなかったと言い張ったり，暴力を相手のせいにしたりと，被害を「矮小化・否認・責任転嫁」させます．また，子どもを取り上げると言って脅す等「子どもを利用する」，男女役割の違いを強調す

> **NOTE**
> **暴力のサイクル理論**
> アメリカの心理学者レノア・E・ウォーカーは，DV 被害を受けていた女性たちをインタビューする中で，彼女たちが受けていた暴力被害に一定のパターンがあることを見出した．彼女はどのようなときに暴力被害が酷くなるのかを聞き取り，暴力被害の時期が三相に分かれることを，暴力のサイクル理論で明らかにした．三相は各々の相が次の相に移行して再び元の相に戻ることを繰り返すが，第三者の介入等がなければ加害者が暴力をふるう頻度が高まるか暴力の程度が深刻になり，被害者の被害の程度が重症化する危険性が高まる．究極は被害者が加害者に殺害されるか，加えて／または加害者が自殺してしまう場合がある．被害者は加害者が優しく振舞う第三相があるために，①加害者の行動が変わることを期待して加害者のもとから逃げられない．②被害者を取り巻く状況があまりに厳しいために加害者の暴力があっても外傷性の絆が形成されてしまうために逃げられないということがしばしば起こる．

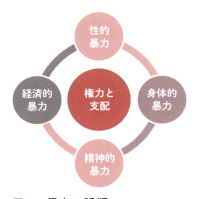

図4　暴力の種類

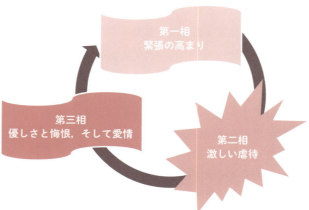

図5　暴力のサイクル理論
(レノア・E・ウォーカー著, 斉藤 学監訳：バタードウーマン―虐待される妻たち. 金剛出版, 1997をもとに筆者作成)

る等「男性の特権を振りかざす」行動や,「経済的暴力」,「強制・脅迫」を使って, 被害者に権力を使い, 支配していきます. このような状況を繰り返す中で, 被害者は力を奪われ, DVが長期間におよぶと第三者には二人が愛情深い関係であるかのように見える場合があるので, 注意深く関わる必要性があります[5〜7].

　DVの呼び方には複数あります. 親しいパートナーからの暴力(intimate partner violence；IPV), 配偶者からの暴力または夫婦間暴力(spousal violence；SV), 対人関係の暴力(interpersonal violence)等です. カタカナで日本社会に流布しているのは, 後述する米国での女性運動が契機になり, 日本の中で改めて問題提起されてきた背景があります. DVの発生はあらゆる文化, 国, 年齢層から社会経済, 教育, 宗教, 異性間のみならず同性間のカップルにも認められています.

　こうしたことから, 性暴力は個人の尊厳や人権, 健康を著しく脅かし, 直接的身体的な被害はもとより, 精神的経済的そして社会的霊的に被害を及ぼすものです. 被害者が直接被害を訴えにくい問題であるからこそ, 看護者はそうした暴力の特徴や構造を理解し, 予測して関わる姿勢が重要となります.

3　ジェンダーと性暴力（世界の動向, 歴史, 人権）

　21世紀の現代, 憲法による両性の平等が保障され, 男女ともに選挙権を持ち, 男女共同参画が謳われ, 女性の活躍が期待される風潮の中で,「女性の人権」を語ることに疑問を持つ人もいるかもしれません. しかし, 性暴力について考える際にジェンダーとの関わりを避けて通ることはできません. なぜなら, 性暴力とは人権侵害であり, 被害者の圧倒的多数は女性です. そのため, ジェンダーと性暴力の歴史的経緯を知ることを通じて, 女性の人権の意味を再認識できます.

> **NOTE**
> **ジェンダー**
> 社会的な性別であり, 生物学的な性別(sex)とは区別される. 文化や時代というその社会により定義される.

（1）女性の人権獲得の経緯

人権という考え方が18世紀にフランス革命の人権宣言「人間および市民の権利の宣言」（1789）で，初めて社会にアピールされました．その時，「人間および市民」の中には女性は含まれていませんでした．そして，女性も人としての権利を有すると行動した女性，オランプ・ドゥ・グージュは，「女性は処刑台に登る権利を持っている．したがって演壇に登る権利もまた有するべきである」と要求し，後に断頭台の犠牲になりました[8]．

フランスの歴史を強姦という視点から調べたガロレは，同じ18世紀当時，フランスに強姦が多発していたにもかかわらず，暴力の容認，女性の社会的立場の弱さ等により，犠牲になっていたことを明らかにしています．強姦罪は被害者自身の傷より被害者を所有している者あるいは保護者の損害を重視しており，被害者の人権擁護という視点が欠如していました[9]．

19世紀以降，欧米を中心に男女平等の権利，市民的，法的な権利を要求する運動が展開されます．1883年にニュージーランドで世界初の女性の参政権が実現していますが，世界各国への波及には時間を要しました．こうした法的・制度的な面での女性の権利獲得を中心に展開された運動は，**フェミニズム（第一波）**と呼ばれています．

第二次世界大戦後，1948年の第3回国際連合総会で採択された世界人権宣言では，「人は性による差別その他のいかなる差別もなしに同宣言に掲げるすべての権利及び自由を享有することができること」を宣明しています．ここにようやく「性」に基づく差別の排除が明言されました．

1979年の第34回国際連合総会においては女子差別撤廃条約が採択されました．目的は，男女の完全な平等の達成に貢献することとし，女子に対するあらゆる差別を撤廃することを基本理念とし，各国の適当な措置が求められることになりました．

1993年の第48回国際連合総会にて，初めて「女性に対する暴力の撤廃に関する宣言」が採択されました．1996年に北京で開催された第4回世界女性会議の「北京宣言及び行動綱領」に引き続き，2000年には国際連合特別総会で再度女性に対する暴力の問題が大きく取り上げられました[10, 11]．

（2）暴力と健康についての宣言

1996年に第49回世界保健会議で「暴力と健康」についての画期的な宣言がなされました．世界中で暴力が重大かつ拡大しているのは，公衆衛生の問題であることが明言されたのです．解決に向けて，個人，家族，コミュニティ，国家レベルでの短期および長期にわたる深刻な暴力の影響と保健サービスからの二次被害に注目する必要があります．公衆衛生のアプローチによって暴力の原因と影響を明確にでき，暴力は予防可能であること，それに対してWHOが率先して公衆衛生的対策を講じていく必要性が示されました．

WHOの定義する暴力とは，自分自身，他者，集団やコミュニティへの故意の物理

> **NOTE**
> **フェミニズム（第一波）**
>
> フェミニズムとは，女性解放思想，そうした思想に根ざした社会運動の総称で，女性問題を解決することを目指す社会思想や社会運動を意味する．歴史的経緯としては，近代国家における18世紀から20世紀初頭にかけての女性参政権運動や社会主義に基づく女性解放運動を第一波フェミニズムと名付けられいる．続く第二波フェミニズムとは，1960年代以降アメリカを中心にした既存の社会体制を批判し，性別役割の廃絶や性と生殖における自己決定権などを主張していった一連の運動である．

| 3 | 健康問題としての性暴力　**023**

的な強制，力を使い，脅しや実行したことによって生じた傷，死，心理的な傷つき，発育不良や剥奪という結果を指します．暴力への対応の目標としては，まず，暴力の影響を明らかにすること，そのために暴力のリスク因子を明確化し，効果的な介入および対策を立て，それにより，地域，国，国際レベルに向けて推奨を行うこととしています．さらに，暴力の範囲を次のように分類しています．

- ・若者の暴力
- ・親やその他の養育者による子ども虐待とネグレクト
- ・親しい者からの暴力（DV）
- ・老人虐待
- ・性暴力
- ・自己誘発的な暴力（自殺を含む）
- ・集団的暴力

これらは，単独で起きるのではなく，相互に複雑に関連し合っています．

(3) リプロダクティブ・ヘルス・ライツの概念の提起

　一方，急増する世界の人口問題に対応するために家族計画の是非や開発途上国援助について，1968年の第1回国際人権会議（テヘラン会議）で女性の人権を基盤にした「リプロダクティブ・ヘルス／ライツ」という用語が初めて使用されました．1974年に開催された第3回世界人口会議（ブカレスト）および，1984年の第4回国際人口会議（メキシコシティ）では，子どもの数と産む時期の決定について，それまでの「両親」から「すべてのカップルならびに個人」が行うことが採択されました．1985年の第3回世界女性会議（ナイロビ）以降，「女性の権利は人権である」ことが世界にようやく認識されていきました．

　1994年の国際人口開発会議（カイロ）で「リプロダクティブ・ヘルス／ライツ（性と生殖の健康・権利)」という概念が提起され，性と生殖の選択・決定権は女性自身にあることが確認されました．そこでは，初めてNGO会議も開催され，女性，障害者，先住民等との意見交換が行われました．人口問題においても，男女平等と女性の人権を重視することが議論され，「カイロ行動計画」に盛り込まれました．この会議では，セクシュアル・ライツについても検討されましたが，宗教的観点からの反対もあり，宣言や行動綱領から外されました．

　こうした背景には，1960年代後半に米国で生まれた「女性の健康運動（Women's health movement)」の影響があります．女性のからだとその健康問題に関わるさまざまな問題に焦点をあてて取り組む活動でした．この中で，医療の場における男性による女性の支配，妊娠中絶の自由や避妊方法，また，増大する人口問題における人口政策の中では，避妊薬開発における女性への健康被害等を問題として，運動が繰り広げられました．第二派フェミニズムの1つの動きとして位置づけられています．

　現在，国際的な共通理解として，リプロダクティブ・ライツとセクシュアル・ライツは，男女が共にもつ基本的人権であり，リプロダクティブ・ヘルスを広げるために不可欠なものとされています．このような経緯と採択された宣言から，セクシュアリ

NOTE

ネグレクト (neglect)

児童虐待，障害者虐待，高齢者虐待の1つである．子どもに対するネグレクトとしては，厚生労働省は家に閉じ込める，食事を与えない，ひどく不潔にする，自動車の中に放置する，重い病気になっても病院に連れて行かない，などとしている．
http://www.mhlw.go.jp/seisakunitsuite/bunya/kodomo/kodomo_kosodate/dv/about.html

NOTE

リプロダクティブ・ヘルス／ライツ (reproductive health/rights)

すべての人に保障されるべき性と生殖に関する健康と権利

NOTE

セクシュアル・ライツ (sexual health・rights)

性的権利すなわち，性的平等と性をめぐる自己決定権を指す．内容としては，第14回世界性科学学会総会(1999)において採択された性に関する基本的かつ11項目を含む普遍的な権利を参照．
http://www.worldsexology.org/

---

024 ｜第1編｜フォレンジック看護学原論

ティについて，特に中核にある視点である「性的平等」と「性をめぐる自己決定権」についての理解が欠かせません [12, 13]．

　以上，ジェンダーと性暴力の歴史的経緯と動向を見てきました．ジェンダーに関する既成の観念や偏見は，社会の日常生活に根を下ろしているため歴史的背景をたどることを通じて，性の問題が重要な基本的人権に深い関わりがあることがわかります．そうした理解が健康支援には不可欠と言えます．

4 ヒューマンセクシュアリティ（Human Sexuality）の視点

（1）ヒューマンセクシュアリティについて

　ヒューマンセクシュアリティ（人間の性）は，非常に複雑な現象で，人間の身体の一部としての性器や性行動のみでなく，人の心理的・社会的側面までをも包含した人間の生き方そのものを意味しています．一連の性行動は，大脳の活動を通じて，多面性，多次元性に行われるものです．最終的な行動の意思決定は大脳が関与することが明らかになっています．このことは，セクシュアリティにはジェンダーや文化背景が強い影響力をもつことを表しています．また，人間の性行動には，高度なコミュニケーション能力が要求されます．長年，セックスカウンセラーを行っていた奈良林祥 [14] は，「二人の人間関係があって，その上に性の営みが成り立つのです」と述べています．まさに，理想的な性行動は性的自己決定を尊重し合った関係と言えるでしょう．性的自立は，自立の発達段階では最上位に位置づけられます（図6）．

　男女の性差も決定的なものでなく，性器の分化も相対的でかつ連続的です．例えば，発生学上男女の性器は同一の性腺原基から分化したもので，Y染色体の先端にあるY染色体上の性決定領域（SRY；Sex-Determining Region on the Y Chromosome）があれば受精後8週ごろに性腺が精巣になります．脳においても妊娠20週くらいから性中枢に男性ホルモンが作用することにより男性化します．すなわち，本来の性は雌型というのが現在の通説となっています．19世紀初めまで，医学界では男女を比較し，女性は身体と脳が小さいことで男性に従属する，との信念が流布されていたようですが，最新の科学的知見とは雲泥の違いになっています．しかし，長い間に形成された慣習や思い込み，誤解が解消されるためには，さらなる努力を要します [15〜17]．

　浅井は，性教育の4つの課題を示しています [18]．第一に性の自己受容・自己実現として，性的アイデンティティを受容し，楽しく生きる力を育むことです．第二に，性の健康・喜びの保障とし，そのためにからだの仕組みを科学的によく理解し，自他の性の健康を守り，性の喜びを共有できることです．第三に，性の自己決定・自立の方向として，社会的な性の諸問題への対応能力を形成することです．第四に，DV，性的虐待，売買春等の暴力の文化が浸透している性文化に対して，性の平和・共生の

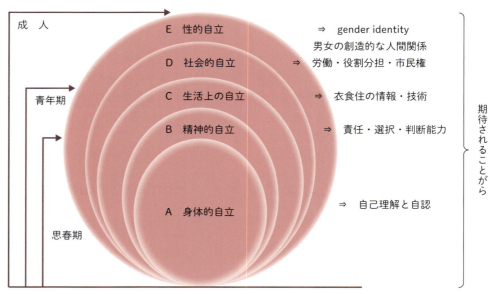

図6 自立の発達段階
("人間と性"教育研究所監修・編集：39のテーマ学習による21世紀へのセクソロジー，新訂版，一橋出版，1996を参考に作図)

表7 性的虐待防止のための教育的取り組みのポイント

①「いいふれあい」と「いやなふれあい」を区別できる力をはぐくむこと．
②感情表現，「ノー！」と言える力の形成．
③「プライベートゾーン（性器，おしり，胸，口）」の自己管理力の形成．
④「ノーモア・シークレット（秘密をつくらない）」の実践の展開．
⑤被害者にならない取り組みとともに，加害者にならない取り組みをすること．

> **NOTE**
> **性的人権**
> 性的な面での基本的人権を指す．具体的な内容はp.24のセクシュアル・ライツを参照．

方向を創ることとしています．

特に第四の課題については，**性的人権**の尊重と保障のあり方，多様なセクシュアリティや家族の理解，性的虐待の防止等を含めていく必要があります．性的虐待防止教育の例としては，性的虐待の特徴をまず理解することが必要となります．その特徴とは，①洗脳（誰でもやっている等と洗脳する），②喪失（言ったら大変なことになると脅す），③分離（情報や救済状況から隔離する），④未覚醒（抵抗できない状況を作ってエスカレートする），⑤死の恐怖（しゃべれば殺すと脅し，抵抗力を奪う）です．いじめやDVとも共通する点があることがわかります．強姦神話等の先入観を持たずに，**表7**のようなポイントを性的虐待防止教育の中で検討する必要があります．

これらは子どものみならず成人にも必要な性教育の内容と考えられます[18]．

5 性暴力被害の実態とエコロジカルモデル

　女性の人権，性に関する誤解が社会に蔓延する中で，被害者自身が負い目や恥，責任を問われ，沈黙を強いられています．公的な犯罪統計としての警察統計や刑事司法統計においても暗数が多いこと，研究も不十分であることが指摘されてきています．図7は致命的な性的暴行を氷山の一角にたとえ，そこに至る現状を図示したものです．

　WHOの報告では[19]，複数国での調査で，思春期の女子の3人に1人が，強制された初めての性的体験をしていたとされています．また，2000年にユニセフは「女性と少女に対する家庭内暴力」の中で，世界の女性の半数近くが被害に遭い，その中の40～60%が15歳以下の少女であることを報告しています．2014年の報告には，世界的には女性の7%が生涯において親しいパートナー以外の者から性暴力を受けていること，被害を受けた者はアルコール依存，うつや不安が高いこと，少年や男性も性暴力被害に遭っているとしています．性暴力の影響は，被害直後から長期間に及んで心身，セクシュアルおよびリプロダクティブ・ヘルスの問題（望まない妊娠，中絶，性感染症，婦人科疾患等）を引き起こします．また，社会の中で被害者という烙印を押され，さらなる苦しみを受けます．そのため，WHOは性暴力を「最も深刻な疫病」として警告し，各地域や国での取り組みを啓発しています．また，グローバリゼーションが急速に進む昨今では，性暴力被害には，古くて新しい問題として人身売買，サイバー被害ということも加わっています．性を売買する産業の興隆により組織的な性暴力被害も起きています．被害者は子どもからあらゆる世代の男女が含まれますが，圧倒的に女子および女性の数が多いのが特徴です．

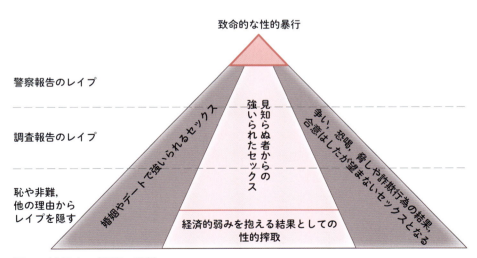

図7　性暴力の問題の段階

（World Health Organization: World report on violence and health, WHO, Geneva, 2002 を筆者翻訳）

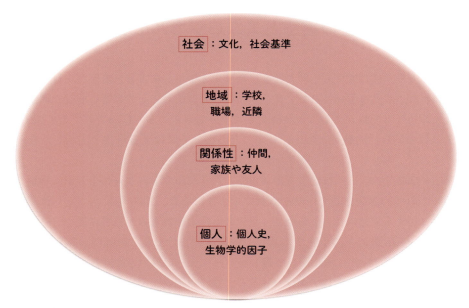

図8　生態学的枠組み
（World Health Organization: World report on violence and health, WHO, Geneva, 2002 を筆者翻訳）

　性暴力の撲滅に向けて[1,2]，WHOは3つの予防を掲げています．第一次予防は，暴力を未然に防ぐ手立てです．性を人権として位置づけ自己決定を支える性教育が大切になります．第二次予防は，被害者への早期発見・危機介入です．被害直後からの急性期対応，証拠採取等が含まれます．第三次予防は被害者の回復および社会復帰をめざした長期のフォローアップ等，同時に加害の再予防と問題からの回復・社会への統合です．また，個人のみならず家庭，地域，社会全体を視野に入れた原因分析を基にしたアプローチをしていく「エコロジカルモデル（生態学的枠組み）」という考え方が提唱され，効果についても検証されています．性暴力被害は，単一の原因だけでなく，個人，関係，地域，社会の中での要因が相互に関連して起こります．これら全体をとらえるために生態学的枠組み（**図8**）が提唱されています．

　一連の活動の中では，看護師を含む医療関係者の役割が期待されています．特に第二次予防での法医学的証拠採取は，各国や地域での司法との関連が深いものです．法医学的証拠採取について，WHOは以下3つの点について提言しています[20]．

①被害者が，訓練された検査者に無料でアクセスできるようにすること．
②医療と司法，市民団体等とのネットワークを図ること．
③検察，検事，裁判官や他の裁判関係者が強姦神話を乗り越え，被害者の状況に配慮したシステムを作ること．

6　性暴力被害を巡る無理解と誤解

（1）強姦神話

　強姦神話とは，強姦被害について一般的に信じられている事柄です．例えば，一般の人々は被害者が被害にあった時の服装や行動について知りたがることがよくあります．それを知ることで，次に被害を避けられるのではないかと考えるからです．しかし，強姦は，被害者の行動に被害の責任があるのではなく，あくまで加害者が被害者を狙って起こす犯罪なのです．被害者がどのような服装をしていても，どのような行動をしていても，犯罪被害とは直接関係はありません．

　では，逆に考えてみましょう．派手な服装をしていたり軽装である人がいたら，性暴力被害を受けることは当然で，被害者に責任があるのでしょうか？　答えは否です．もちろん，犯罪被害に遭わないための用心は必要かもしれません．極端な例ですが，裸の人を発見したならば周囲の人がしなければならないことは，「服を着なさい」と声をかけるか，身体を覆うことのできる衣服等を手渡すことです．

　コスによると，一般に広まっている強姦神話の中には，次のような考えが含まれています[21]；①レイプは誤った告発である，②ある特定の女性しかレイプされない，③被害者と加害者の関係性で起こる，④強姦による暴力，⑤被害者の抵抗，⑥被害者の感情的な反応，⑦被害者の性的な履歴．

　被害者はしばしばマスコミや法廷などで，強姦神話によって，被害者の責任ではないにもかかわらず，あたかも被害者自身が犯罪者であるかのような扱いを受けることがあるのです．

　しかし，これらはすべて間違いです．強姦は強姦する加害者に犯罪加害の責任があります．近年，被害者がお酒や睡眠薬を飲まされてレイプされ，それをネットで拡散されるという酷い事件が報告されています．どんなレイプ事件でも被害者を責めるのではなく，加害者の責任を問うことを常識としなければなりません．被害者を尊重し強姦神話をなくすことは，看護職にとっても重要なことです．

　表8は性暴力被害対応で最も障壁になっている強姦神話とその実態，**表9**は男性の強姦への関与のリスクを増大させる要因です．これらをゼロにしていくことが重要となります[22,23]．

（2）被害者と加害者との関係性

　性暴力を巡る誤解の中で，被害者と加害者の関係性に注目される場合が少なくありません．例えば被害者と加害者が以前からの顔見知り・知人で会った場合，友人・同僚あるいは親族などであった場合などです．こうした場合に「強姦ではなく合意の下での行為である」とか「被害者が加害者を誘惑した」などと，加害者の行為が暴力ではないとする人がいますが，被害者の訴えを不当であると決めつけ非難することは間違いです．これは加害者に加担することになります．

表8　強姦（レイプ）神話とその実態

神話（誤解）	事実
セックスへの欲求がレイプの第1の動機である.	力，怒り，優位性，支配がレイプの主要な動機づけの因子である.
特定のタイプの女性のみがレイプされる.	どんな女性もレイプの被害者になる．しかし多くの人々が，モラルの高い者（良い女の子）はレイプされず，モラルが低い者（悪い女の子）がレイプされると信じている.
女性はレイプされたとウソをつく.	偽りの報告をする者は非常に少数である.
見知らぬ者がレイプする.	大多数のレイプは顔見知りの犯行である.
レイプは多くの身体的暴力や武器の使用を伴う.	ほとんどのレイプは多くの身体的暴力を伴うものではない．大部分の被害者は重大な外傷や殺されるかもしれない恐怖のため攻撃にはほとんど抵抗しない．だから，武器や力は被害者を征服するためには必要としない.
レイプは目立った外傷を残す.	ほとんどのレイプは強い力は使われないので身体的外傷はみられない．身体的外傷がないからレイプされていないということにはならない．およそレイプ被害者の3分の1のみに目に見える身体的外傷がみられる.
女性の「ノー」は「イエス」という意味である.	「ノー」の意味は「ノー」；女性の希望はこの点ではいつも尊重されるべきである.
セックスワーカーはレイプされない.	性産業に関わる女性や男性もレイプされる．研究では，多くのセックスワーカーが顧客，警察，パートナーによってレイプされている.
男性は妻をレイプできない.	女性が加害者と結婚していようがしていまいが，力ずくのセックスや性的行動はレイプである．不幸にも多くの裁判が法律上のレイプを除外している．つまり，女性が夫からレイプされても法律は認知しないことになる.
レイプは直ちに警察に届け出る.	大多数のレイプは決して警察に報告されることがない．報告されたとしても，多くは発生から24時間以上経ってからである．被害者が全く報告しないか，または報告が遅れるのは，被害直後は何もできないし，加害者が被害者や家族を脅したり，家族やコミュニティの反応を恐れたり，恥を感じたりするからである．被害者の中には，個人的なことと考えたり，報告する場所がわからないこともある.

（World Health Organization: World report on violence and health, WHO, Geneva, x-9, 2002 を筆者翻訳）

表9　男性の強姦関与リスクを増大させる要因

個人的因子	関係性因子	地域因子	社会的因子
アルコールと薬物使用	性的な攻撃性，または非行仲間との付き合いがある	男性のアイデンティティ危機による貧困	性暴力を支持する社会的規範
強引な性的なファンタジー：性暴力を支持する態度	身体的暴力が起きているあるいは社会資源に欠ける家族環境	雇用機会の欠如	男性優位や性的資格を支持する社会規範
衝動的で反社会的な傾向	強い家父長的な関係または家族環境	警察や裁判システムによる組織的な支援の欠如	性暴力に関して脆弱な法律や政策
非人間的なセックスを好む	情緒的に支持的でない家族環境	コミュニティ内での性的暴行の一般的許容範囲	ジェンダー平等に対する脆弱な法律や政策
女性への敵意	健康や被害者の安全よりも家族の名誉を重視する	性暴力加害者への脆弱なコミュニティ制裁	高い犯罪率と他の種類の暴力
子どもの時に性的虐待の既往がある			
子どもの時に家族間の暴力を見ていた			

（http://www.who.int/mediacentre/factsheet/fs239/en/updated November 2014 を筆者翻訳）

性暴力において加害者と被害者が既に顔見知りの関係である場合は，加害者側が何らかの権力を持ち，被害者に対して優位な立場にあることが少なくありません．社会的な地位や職場等での立場がそれに該当します．加害者は自分の立場を利用して被害者を信用させたり，あるいは脅したりだましたりすることで，被害者からの抵抗を少なくして自分の意のままにふるまおうとします．

親族における大人から子どもへの性暴力は，一般的には「近親相姦」と言われます．しかし，子どもが大人から自分に向けられる行為を理解して合意のもとで臨むということはありえませんから，正しくは「近親姦」というべきでしょう．フォレンジック看護では，被害者を中心としたケアを提供することはもとより，被害者を中心とした言語表現も非常に重要となります．加害者が誰で被害者に何をしたのか，責任の所在が加害者にあるということを明確にできる言語表現が求められます[24].

（3）被害者の抵抗

性暴力においては，被害者が加害者に抵抗したか，しなかったかということも，一般的によく問われる事柄です．被害者の抵抗の有無にかかわらず，被害者が暴力であると感じたのであれば，加害者の行為はすべて暴力であるといえます．

被害者が意識を失っている状態で，暴力被害に遭う可能性もあります．当然その場合は抵抗することができません．あまりのショックに呆然として，考える間もなく被害に遭ってしまった場合も抵抗はできないでしょう．意識があるようにあるいは冷静にふるまっているように傍から見えても，被害者に解離が起こっている場合は，同様に抵抗することは難しいでしょう．また，生命の危機や恐怖を強く感じた場合は，「抵抗せずに加害者の言うとおりにしたほうが危険を少なくできるのではないか」と，考える場合もあるかもしれません．

つまり，被害者は抵抗できない状態にあるか抵抗することでさらに危険が増すと考えられます．被害者に対して加害者へ抵抗しなかったことを責めることは百害あって一利なしです．

NOTE
解離

ICD-10では，解離性障害は「過去の記憶，同一性と直接的感覚の意識，そして身体運動のコントロールの間の正常な統合が部分的に，あるいは完全に失われること」[25]と示されている．具体的には解離性健忘（記憶喪失），解離性遁走，解離性昏迷，解離性運動障害，解離性知覚麻痺および知覚脱失などの症状が現れることがあり，これらは根拠となる身体的な障害（たとえば，出血や便秘，骨折や，神経の切断など）の証拠がないにもかかわらず，視野がぼやける，歩けない，声が出ないなどの症状がみられる場合がある．

● 文献

1) World Health Organization: World report on violence and health, WHO, Geneva, p.149, 2002.
2) WHO Sexual and reproductive health http:www.who.int/reproductivehealth publication/violence/en/index.html
3) Centre for Enquiry into Health and Allied Themes (CEHAT), 「性暴力被害者に対する急性期看護ケアの実践モデルの開発」研究グループ 研究代表者加納尚美訳：性的暴行に関する医学的検査実施マニュアル，p4, 2012.（一部改訳）
4) 内閣府男女共同参画局基本計画 http://www.gender.go.jp/about_danjo/basic_plans/1 st/2-7 r.html（2015年1月30日アクセス）
5) 森田ゆり：ドメスティック・バイオレンス—愛が暴力に変わる時．小学館文庫，2007.
6) レジリエンス：傷ついたあなたへ—わたしがわたしを大切にするということ DVトラウマからの回復ワークブック．梨の木舎，2005.
7) 宮地尚子：トラウマ．岩波新書，2013.
8) オリヴィエ・ブラン著／辻村みよ子訳：女の人権宣言—フランス革命とオランプ・ドゥ・グージュの生涯．岩波書店，1995.
9) ジョルジュ・ヴィガロレ著／藤田真利子訳：強姦の歴史．作品社，1999.

10) 杉本貴代栄編著：女性学入門―ジェンダーで社会と人生を考える．ミネルヴァ書房，2010．
11) 房野 桂訳：リプロダクティヴ法と政策センター：リプロダクティヴ・ライツ―世界の法と施策．明石書店，2001．
12) 荻野美穂：女のからだ．岩波新書，2014．
13) 浜井浩一編著：犯罪統計入門【第2版】犯罪統計は何を測っているか．犯罪を科学する方法．pp.11-24，日本評論社，2015．
14) 奈良林祥：豊かなセクシュアリティを求めて．日本家族計画協会，1994．
15) 団 まりな：性と進化の秘密　思考する細胞たち．角川学芸出版，2010．
16) Newton別冊　XY染色体の科学　男性か女性かを決める．ニュートンプレス，2013．
17) 酒井仙吉：哺乳類誕生：乳の獲得と進化の謎．pp.28-40，講談社，2015．
18) 浅井春夫：子どもの性的発達論【入門】―性教育の課題にチャレンジする試論10章．十月社，2005．
19) WHO: Global status report on violence prevention 2014.
20) Janice Du Mont, Deborah White: The uses and impacts of medico-legal evidence in sexual cases: A global review, WHO, 2007.
21) Koss, M : The scope of rape. Journal of Consulting and Clinical Psychology（55）: 162-170, 1987.
22) WHO: World report on violence and health, WHO, Geneva, x-9, 2002.
23) WHO　http://www.who.int/mediacentre/factsheet/fs239/en/updated November 2014（2015年7月30日アクセス）
24) Claudia Bayliff：IAFN特別講演資料，2014, 10, 25, Raped or "Seduced"? How language helps shape our response to sexual violence.
25) 井上輝子・他：岩波女性学事典．pp.400-401，岩波書店，2002．
26) 江原由美子：ジェンダーとは？．江原由美子／山田昌弘，ジェンダーの社会学入門．pp.1-8，岩波書店，2008．

column　SANE として働いて

　私が性暴力被害支援看護師（SANE）の研修を受けたきっかけは，第二次世界大戦での性暴力被害にあった外国人女性の体験を聞いたことです．

　被害から 50 年以上経っても彼女たちのいまわしい記憶は，決して色あせることなく，つい昨日のことのように語られました．性暴力は「魂の殺人」と言われていますが，体の傷，何十年も PTSD に苦しめられたことなど，こんなひどいことが行われた戦争という非道な状況に改めて怒りと憤りを感じました．

　今も昔も，貧しい国であるか豊かな国であるかも関係なく，性暴力は全世界で起こっていることを SANE を学ぶことで改めて思い知らされました．性暴力の多くは女性が被害に巻き込まれる犯罪です．日本の SANE の立ち上げにその半生をかけた医師の故・佐々木静子さんは，「性暴力は健康問題であり，女性が多い看護者こそが被害者の一番近くでケアにあたることができる」と力説していました．

　SANE に求められる役割は，単に技術的なケアを提供するだけではなく，被害者に心を寄せるという深い共感が必要です．SANE が性暴力被害者をケアすることにより，性暴力被害者にも，同じ女性として生き抜く力を支えることができるのではと思います．

　SANE の役割は，医療機関に援助を求めて来られた被害者を誰よりも理解し，少しでも早く性暴力により奪われたその人の生きる力を取り戻すお手伝いをすることです．

　私自身，自分の気持ちの変化で声掛けや行動が変わることを体験しています．SANE として活動を始めた頃は，性暴力被害者の話を伺い，最後に「話してくれてありがとう」という言葉がなかなか出てきませんでした．聞くのが精一杯で余裕がなかったのです．しかし，「ありがとう」と伝えることは単なるお礼ではなく，「被害者のことを受けとめましたよ」というメッセージなのです．被害者は，性暴力被害の体験談を話したら，周りから自分がどう思われるか不安に思っていますので，もし，SANE に「話してくれてありがとう」と言われれば，自分の辛い体験を受けとめてもらえたと少しは安心できるかもしれません．

　もし，誰かが「あなたがもっと注意すればよかった」と言ってしまったら，被害者は「やっぱり自分が悪かったんだ」と思うことでしょう．医療関係者は保健指導であるかのように被害者に注意を促すような言動をしがちです．しかし，SANE は「被害者は，どんな人でも被害者で，悪いのは加害者であり，誰一人として性暴力を受けてもよい理由はない」と言うことを肝に銘じ，被害者のケアにあたることが大切です．

　私は，SANE こそが医療の質を変え，社会を変えていく可能性を信じています．性暴力は重要な健康問題なのです．

（三田村博子）

日本における性暴力問題への取り組み

1 性暴力をめぐる実態と対策

　性暴力の背景に性差別があることは，海外のみならず日本も例外ではありません．そのため，ここでは，日本の歴史の中で，性暴力が社会の中でどのように認知され，それに対して国等の機関がどのように対応していったのかという歴史的経緯について学び，性差別についても理解を深めましょう．

(1) 性暴力に対する取り組みの始まり

　1983年，「東京・強姦救援センター」というボランティア団体が設立され，強姦や性暴力被害にあった女性のための電話相談，被害助長への告発活動を開始しています．1984年に宮淑子がその著書『ドキュメント性暴力（レイプ）』の中で取り上げたことを契機に，性暴力という言葉が強姦や強制わいせつ被害を告発する女性運動の中で次第に使われるようになりました．これには刑法で用いられる「強姦」や「強制わいせつ」という言葉は，定義が狭く，問題の本質が明確にならないということが背景にありました[1〜3]．

(2) 明らかにされる性暴力の実態

　1990年代には草の根運動の中で，性暴力に関する実態調査が報告されるようになりました．また，研究者による調査報告も加えられるようになりました．また，被害者自身が性暴力の被害経験を語る本が出版され，当事者の視点で，被害の重大さとともに，警察，司法や医療，周囲の対応について問題提起されていきました．その結果，刑法で定義される性犯罪の発生が諸外国と比較し，非常に少ないという実態自体に疑問を投げかけるようになりました[4]（法律に関連することは第2編で詳しく解説しています）．

　性暴力に関連して，1992年に「『夫（恋人）からの暴力』調査研究会」によりDVが日本においても深刻な問題として提言されました[5]．この調査がきっかけになり，自治体や女性グループによる調査が広がりました．1998年に東京都生活文化局[6]が，2000年には総理府男女共同参画局が「女性に対する暴力」に関して信頼性の高い無作為抽出法による調査を行い，女性の3人に1人がDVの被害を受けていることが明らかになりました．加えて，女性の1,773人に性的行為を強要された経験の有無を聞

表10　ストーカー事案の他法令による検挙件数の推移　　　　　　　　　　　　（平成16～25年）

区分	16年	17年	18年	19年	20年	21年	22年	23年	24年	25年
総　　数	752	701	653	718	716	759	877	786	1,504	1,574
殺　　人	10	6	6	3	11	11	7	7	3	15
傷　　害	162	112	113	113	106	93	160	120	243	227
暴　　行	41	38	44	41	50	70	73	62	141	153
脅　　迫	85	74	75	85	88	87	106	90	277	286
住居侵入	116	117	103	103	111	124	147	125	270	263
器物破損	78	101	93	110	78	94	93	91	160	147
その他	260	253	219	263	272	280	291	291	410	483

注　1　警察庁生活安全局の資料による.
　　2　刑法犯及びストーカー規制法違反を除く特別法犯の検挙件数である.
　　3　複数罪名で検挙した場合は，最も法定刑が重い罪名で計上している.
　　4　発生した事件を検挙した後，当該事案がストーカー事案であることが判明したものを含む.

（出典：法務省　http://www.moj.go.jp/housouken/housouken03_00077.html）

いたところ，「1回および2回以上あった」と6.8％が回答しました．このうち，相談した人は54.1％で，公的機関には0.8％，弁護士等には1.7％，警察に連絡・相談したのは10.8％となっていました．相談しなかった者の理由で最も多かったのは「恥ずかしくて誰にも言えなかった」という回答で，全体の55.3％でした．この調査結果より，女性への暴力の数が少なくないことが明らかになりました[7]．これらの動きと超党派議員連盟により，2001年には「配偶者からの暴力の防止および被害者の保護に関する法律」の制定に至りました．

　この法律制定以降3年ごとに，全国の20歳以上の男女に対してDVの実態と性暴力被害について，内閣府男女共同参画室により層化二段無作為抽出法による調査が行われています．2014年の調査結果では，異性からの無理やり性交された女性が約7％，加害者は4人に3人が顔見知りで，被害者の約70％が誰にも相談しない上に生活上の変化があったと報告しています（図9）．これらの調査結果は，性暴力被害の実態は犯罪被害統計と比較するとかなり暗数が多いことを示唆するものです（図10, 11）[8]．

（3）被害者支援という法的枠組み

　2004年には犯罪被害者等（犯罪やこれに準ずる心身に有害な影響を及ぼす行為の被害者及びその家族または遺族）のための権利・利益の保護を図ることを目的とし，「犯罪被害者等基本法」が制定されました．この中には性犯罪被害者への対応も含まれます．2005年の犯罪被害者基本計画には，性犯罪被害者の緊急避妊等に関する経費の負担軽減，性暴力被害者のための医療体制の整備に資する検討および実施，職員に対する研修の充実等，女性警察官等の配置が含まれています．2011年の第2次犯罪被害者等基本計画の「保健医療サービス及び福祉サービスの提供（基本法第14条関係）」の中では，性犯罪被害者に対する緊急避妊に関する情報提供，医療機関における性犯罪被害者への対応を行う体制の整備，性犯罪被害者対応における看護師等の

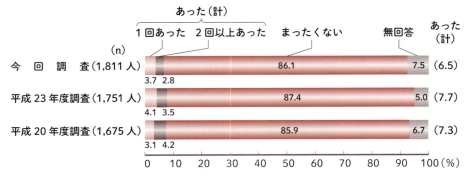

図9　性暴力被害の実態

（出典：2014年内閣府男女共同参画局調査　http://www.gender.go.jp/e-vaw/chousa/images/pdf/h26danjokan-gaiyo.pdf）

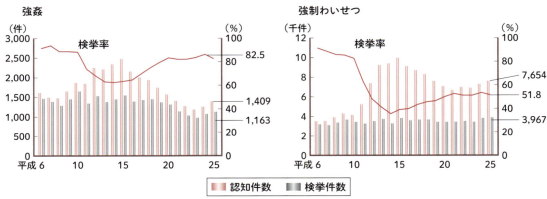

注1　警察庁の統計による．
注2　検挙件数には，前年以前に認知された事件に係る検挙事件が含まれることがあるため，検挙率が100％を超える場合がある．

図10　警察の把握する性暴力被害

（出典：法務省　http://www.moj.go.jp/housouken/housouken03_00077.html）

　活用，ワンストップ支援センターの設置促進が盛り込まれました．犯罪被害者等基本法を根拠に保健所・市町村保健センターも，①身体的・精神的な健康に関しての不安や不調に関して，問題の整理をしながら，必要に応じて，適切な医療機関の紹介を行う，②必要な場合は，保健師が自宅に訪問して相談にのる，③犯罪被害者等だけでなく，犯罪被害者を支援する人の相談に応じることができます[9]．

　こうした性暴力被害への取り組みを俯瞰すると，草の根運動が発端となり，共鳴する専門家の努力と協働が，政策へと少しずつ食い込むという流れが形成されていると言えます．

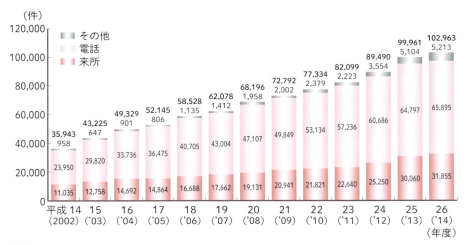

（備考）
配偶者暴力防止法に基づき，都道府県の婦人相談所など適切な施設が，支援センターの機能を果たしている．市町村が設置している支援センターもある．相談件数は，平成26年4月1日～3月31日の間の，全国の支援センター 427 か所（うち市町村設置の支援センターは 74 か所）における件数である．

図11　配偶者暴力相談支援センターにおける相談件数

（出典：2014年内閣府男女共同参画局調査　http://www.gender.go.jp/e-vaw/chousa/images/pdf/h26 danjokan-gaiyo.pdf）

2　性暴力被害者支援の課題

（1）性暴力被害者支援の総合的取り組み

　2000年以降，性暴力被害者支援に関する民間支援団体は，DV被害対応のシェルターも含め各地域に設立されています．しかしながら，公的なワンストップ支援センターの数は未だ少なく，被害を受けた人たちがアクセスできる場が少ないこと，相談および対応できる人材も不足しているという課題があります．

　また，現行法では海外のような性暴力に対する包括的な対策を講じる枠組みがありません．こうした法制度の見直しを求める活動も女性運動によって展開されています．2010年に策定された内閣府第3次男女共同参画基本計画の中には，性暴力の罰則規定の見直し，被害者への支援強化等，総合的な取り組みを行うことが定められ，取り組みの前進が期待されています．

（2）性暴力加害者への対応と課題

　加害者への対応は，性暴力被害者支援運動と深い関係があります．性暴力加害者が，相手への支配のために性的暴行を肯定する認知，そして，それを許容する社会的背景を理解する必要があります．そのためには，基本的人権および性的権利が尊重される性教育，実態調査および被害の明確化，アクセスしやすくかつ適切な被害者支援が必要とされます．同時に，加害者についても，個人のみならず，家庭，地域，社会

や文化の規範の中で総合的にアセスメントする必要があります．加害者への治療教育を実践している藤岡は，対人関係としての「性暴力」の根幹にある社会や文化の視点を持ちつつ，性暴力という「行動」，それを支える「認知」，「感情」のサイクルへのアプローチの必要性を述べています．加害者の生活の中で習慣化されている暴力のパターンは，児童期までに置かれた状況への対応として獲得されている可能性もあります．それゆえ，今後の課題としては，専門的な治療教育の発展のみならず，非暴力で平等な社会を目指す教育実践がさらに必要となります[10]．

　人類は，高度な科学技術を手に入れ，地球を破壊できるほどの力までもつに至っています．そのために暴力をどのように制するかに人類の未来はかかっています．それは同様に，人々の健康を支援する看護の課題であり，そうした性暴力被害者への看護を拓いていく必要があります．

● 文献

1) Rose E. Constantino, et al: Forensic Nursing. Catherine J. Carter-Snell. Violence: Sexual and the Forensic Nurse. pp.140-174, F. A. Davis Company, 2013.
2) 東京・強姦救援センター連続講座：この身近な危機・レイプ・クライシス．学陽書房，1990.
3) 宮 淑子：ドキュメント性暴力（レイプ）．サンマーク出版，1984.
4) 角田由紀子：性と法律─変わったこと，変えたいこと．岩波新書，2013.
5) 森田ゆり編著：沈黙をやぶって─子ども時代に性暴力を受けた女性たちの証言＋心を癒す本．築地書簡，1992.
6) 「夫（恋人）からの暴力」調査研究会：ドメスティック・バイオレンス─夫・恋人からの暴力をなくすために．有斐閣選書，1998.
7) 東京都生活文化局：「女性に対する暴力」調査報告書．1998.
8) 犯罪白書平成26年　http://www.moj.go.jp/content/001128569.pdf（2015年6月30日アクセス）
9) 内閣府男女共同参画局：性犯罪被害者支援に関する調査報告書．平成26年6月．
10) 藤岡淳子：性暴力の理解と治療教育．誠信書房，2008.

column DV被害者が看護師に求めること

DV被害者支援の原則－「暴力の原因は，暴力に頼らなければ自分を保てない暴力を振るう側（加害者）にこそある」という視点をまず心に刻み，「DV被害を受けることは，自分に落ち度があるからでも恥ずかしいことでもない」というメッセージを伝える－それこそが，被害者が他者につながるための原動力になります．

DV加害者は，自分とパートナーとの間を引き裂きかねない"知恵"を吹き込みそうな第三者が入り込んでくることを極度に警戒します．親族や友人はもちろん，被害者支援組織のスタッフも，医療機関の従事者も，DV加害者にとっては全員が"敵"であり，許されない存在となるのです．

DV加害者の多くに共通してみられるのは，自責の念に堪え得る機能が欠如しているということです．自分に不都合なことはすべて，他人，相手の責任であり，自分に少しでも責任や批判，非難の矛先が向けられようとすれば，自分の存在そのものが脅かされていると認識し，すぐさま相手への攻撃に転じます．DV加害者を指導して暴力を放棄させようとしても，被害者への暴力がますます加速する危険性が高くなります．

多くのDV加害者は，どこにでも被害者についてゆきます．夫や彼氏が診察に付き添ってきてDVが疑われる場合，それがどの患者にも当然の対応と見える流れで，被害者を相手から分離して，慎重に聴き取りをする必要があります．

被害当事者が「自分はDV被害者だ」と認識できるようになったとしても，多くの場合，即，別れる，という決断にはなかなか至りません．被害者の判断を覆っているのは，"圧倒的な恐怖"です．被害者は，すべての判断と行為について，加害者がもたらす"圧倒的な恐怖"との闘いの中で自分が選び取るというプロセスが必要となります．周囲は，少しずつ時間をかけてでも被害者が自分の力を取り戻すことを信じ，「待つ」ことが大切です．

DV被害者が置かれている"圧倒的な恐怖"－それはまさに"戦時下"の恐怖です．「ここに安全な世界がある」と言っても，加害者が被害者の手を放さない限り，被害者の恐怖は続きます．それほどまでに，深く恐怖心が被害者の内面に侵入してしまうのが，暴力，DVの怖さです．医療機関に働くひとり一人がDVについて正しく理解し，どの看護師や医師，スタッフからも，「あなたの味方がここにいるよ」というメッセージが被害者に発信され続けることが大切です．同時に医療従事者自身が，日常に潜む様々な暴力に気づき，自らに潜む暴力を容認する意識を手放す覚悟も問われます．

（NPO法人ウィメンズネット「らいず」理事　坂場由美子）

5 性暴力被害を生み出す社会的背景

1 サイバー空間性暴力（sexual violence in cyberspace）とその対策

(1) 蔓延する「サイバー空間性暴力」

　ここでは，いま，最も深刻な社会問題であるサイバー空間での性暴力について述べたいと思います．サイバー空間（cyberspace）とは，コンピューターネットワーク上の情報空間，多数の利用者が自由に情報を得たりすることができる仮想的な空間をいいます．サイバー空間で繰り広げられるあらゆる性暴力事象の情報のやりとりを「サイバー空間性暴力（sexual violence in cyberspace）」と名付けたいと思います．

　21世紀に入り，IT（Information Technology：インフォメーション・テクノロジー）は，飛躍的に発展し，あらゆる分野で使われています．中でも，インターネットによって，世界中のコンピュータが相互に接続できる通信網が構築され，瞬時にして，世界の情報を，どこからでも，誰でも入手することができるようになりました．しかし，人々に豊かさと利便性をもたらした一方で，人類がこれまでに直面したことのないような甚大な悪影響も及ぼしています．そのひとつが「サイバー空間性暴力」です．

　インターネットの普及によって，文字情報，写真・動画がサイバー空間で瞬時に世界に流出・拡散していきます．もし，その機能が，性暴力・性犯罪に使用されたらどうなるでしょうか．私的な性的画像と個人情報がインターネット上で，世界中に発信されると，半永久的に生き続け，消すことはほとんど不可能です．その被害者は，生涯にわたる露出の恐怖に曝され，そのことによって人生観が一変し，苦しみ続けることになります．これは，想像を絶する心的外傷です．

(2) ポルノの氾濫と性暴力

　2005年頃から，世界に流通しはじめたスマートフォン（カメラ・ビデオ機能付多機能携帯電話）によって，ポルノ（暴力的性描写）関係のネット情報の勢いは，爆発的に広がり，とどまるところを知りません．インターネット上の出会い系サイト，SNS（Social Networking Service），LINE（ライン）などのコミュニケーションツール，ゲームサイトなどのようなサイバー空間では，性の暴力的表現が氾濫し，いつでも，どこでも，誰でも，ほぼ無制限にそれらを見ることができるようになりました．

ポルノ画像を売り物にするアダルトビデオ（AV）では，暴行・レイプ・近親姦・痴漢・性虐待・監禁などの様子が，加害者（視聴者）に罪を感じさせないよう巧妙に作られています．しかし，実際には，AV，ポルノの作成過程において，人間である女性や子どもが，まるで「モノ」や「玩具」のように扱われ，露骨な性的暴力を受けています．児童ポルノの映像のほとんどは，強姦・強制わいせつの手段によって製造されています[1]．また，中には，理不尽な契約を結ばされ，逃げられない状況下でAVに出演させられている人身売買（取引）の被害者も存在しています[2]．

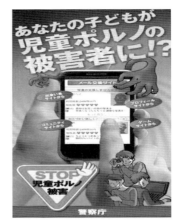

図12　警察庁ポスター
（警視庁　http://www.npa.go.jp/safetylife/syonen/no_cp/leaflet.html　2014年8月22日アクセス）

しかし，一般的に，多くの女性は，ネット上でこのような性犯罪が，繰り広げられていることを知りません．普段の生活では，なかなか見えてこない闇の部分だからです．

大阪府警のホームページ[3]では，次のように警告しています．

――インターネット上には，性，暴力，自殺，薬物，ギャンブルなど，子どもに見せることが好ましくない情報も氾濫しています．また，コミュニティサイト等では，性的な目的で子どもを狙う大人もいるなど様々な危険が潜んでおり，実際に，強姦などの凶悪犯罪や，児童ポルノ事犯などの被害にあう子どもが後を絶ちません．

（被害事例）
①スマートフォンの出会い系アプリで知り合った女子中学生に，アルバイト代を支払うなどと勧誘しホテルでわいせつな行為をして，ビデオカメラなどで撮影したうえ，動画を記録したDVDを販売したり，動画の一部をネットで公開した事件
②コミュニティサイトで少女になりすまし，自分の裸と偽って他の女性の裸の写真をメールで送信して安心させた上，子どもに自分の裸の写真をメールで送信させ，ネットで公開した事件

また，警察庁のポスターの標語「あなたの子どもが児童ポルノの被害者に！？」の表現には，一般社会の鈍感さと，取り締まる側の緊張感がよく表れています（図12）．多くの親は，これほど，子どもが性犯罪の被害にあいやすいとは，想像もしていないかもしれません．社会の児童ポルノに対する鈍感さ，無関心，無知が，犯罪を野放しにしていると言えます．

しかし，少数ではありますが，この問題に立ち上がった人々がいます．1999年に「ポルノ・買春問題研究会」[4]，2009年に「ポルノ被害と性暴力を考える会」[5]，「NPO法人ライトハウス　人身取引被害者サポートセンター」[6]などです．これらのホームページでは，ポルノに関わる性的暴力の実態の一片について，支援者側と当事者側の両方から知ることができます．

（3）サイバー空間性暴力とセクシュアリティへの影響

　セクシュアリティとは，性に関する意識，性行動の対象の選択，性に関連する傾向などを総称する言葉ですが，性的存在である人間の生き方そのものに影響するものです．

　それでは，「サイバー空間性暴力」の氾濫は，セクシュアリティにどのような影響を与えるでしょうか．性的関心や性衝動が芽生えはじめた思春期の子どもを例に考えてみたいと思います．思春期になると第二次性徴の出現とともに，性への関心が高まります．性機能の発達に伴う不安や葛藤も生じ，性的感情や衝動へのコントロールが難しい時期をむかえます．しかし，元来，性的な事柄は，おおっぴらに，人前で話すものではないという特質があるため，たとえ，性の悩みがあっても，誰かに相談して，正確なアドバイスをもらえるという機会はなかなかあるものではありません．そのような時に，人に知れず見ることができるパソコンや，スマートフォン，ゲームなどから，暴力的な非人間化，商品化された「性」情報が，どんどん頭に入ってきます．

　いま，ポルノ産業は莫大な利益をあげています．企業は，ポルノ映像を買わせるためにまず，無料で関心を持たせるような過激な動画や予告編を見せ，途中で「これ以上は有料」とします．「18歳以上」との表示も出ますが，誰でも（18歳以下であっても），「同意」（クリック）をすれば見放題になります．また，アニメのキャラクターが性の対象として登場する，アニメポルノやゲームのサイトが，数多く存在しています．また，インターネットの「ポルノ広告」や，他の人のブログ（日記）を見ると広告にリンクされていて，ポルノサイトに，突然繋がったりします．また，一度，そのようなサイトにアクセスすると，次からは何もしなくても，次々と情報が送り込まれてきます．すなわち，いつの間にか，巧妙に，直接，アダルトサイトに行くように仕組まれているのです．

　ポルノ映像は，これまでよりも「敷居が低く」，安易に，誰でも，どこでも，比較的安価にみることができるようになっています．AV は「店に行き，借り，直接お金を支払う」時代から，「サイバー空間で購入し，ネットで支払う」時代に変わりました．

　このような，「サイバー空間性暴力」，ポルノ情報に囲まれていることで，子どもは，間違った性の知識や，性役割を学んで，危険で刹那的な性行動や性衝動にとらわれる可能性が高く，セクシュアリティにも影響を及ぼしている可能性があります．①性愛の対象が人間ではなくアニメや仮想空間の人物，②大人の女性より，幼い子どもを性的対象とする，③従属的女性像の形成，暴力的セックスの肯定，性的な人権侵害への鈍感さ，④大人社会への不信感，恐怖，⑤性的なものすべてへの嫌悪感・憎悪感などです（**図13**）．

（4）「サイバー空間性暴力」とリプロダクティブ・ヘルス／ライツ

　世界保健機関（WHO）は，「リプロダクティブ・ヘルス（性と生殖に関する健康）を次のように定義しています．「リプロダクティブ・ヘルスとは，妊娠・出産のシス

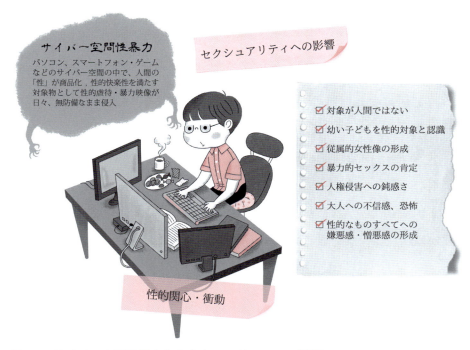

図13　サイバー空間性暴力とセクシュアリティへの影響

テムおよびその機能とプロセスにかかわるすべての事象において，単に病気がないあるいは病的状態にないということではなく，身体的，精神的，社会的に良好な状態（well-being）にあること」．また，リプロダクティブ・ヘルスを実現することは，国際的な公約であり，人権にかかわる重要課題と位置づけています．具体的なリプロダクティブ・ヘルス・サービスには，妊婦のケア，分娩時・産後のケア，緊急産科治療，新生児・乳児ケア，母乳育児，補助食，予防接種，適切な避妊，家族計画，性感染症の予防・治療，カウンセリング，思春期の性教育，家庭生活教育，自己決定・責任ある行動をうながす教育，リプロダクティブ・ヘルス・サービスに関する情報提供，ジェンダーに基づく暴力の防止，社会環境の整備などがあります．

しかし，「サイバー空間性暴力」の中では，女性のリプロダクティブ・ヘルス／ライツは，無視され，侵害されています．AVでは，性的虐待そのものが，商品のタイトルになり，「初潮がまだの○学生」「孕ませる」「性器破壊」「人格崩壊」など，中には，「妊婦」，産後の女性の「母乳」の映像が，性的暴行の対象となっている映像までもが売買されています．

このような「サイバー空間性暴力」蔓延社会では，性暴力が容認される文化が醸成され，ジェンダーに基づく性差別の固定化，人間の性の売買・商品化の風潮が助長されていきます．そして，リプロダクティブ・ヘルス／ライツの理念が軽視されます（図14）．これは，リプロダクティブ・ライツ（人権）に対する人権侵害です．中でも「生命と生存の権利」「身体の自由および安全の権利」「情報を求め，受け取り，伝える権利」「出産する子どもの数，時期，間隔を決める権利」などを著しく侵害して

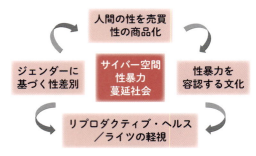

図14 サイバー空間性暴力社会と
リプロダクティブヘルス／ライツ

表11 リプロダクティブ・ライツ（人権）の要素

リプロダクティブ・ライツの要素	人権に基づく活動
生命と生存の権利	妊産婦・乳児死亡を防ぐ，HIVを含む性感染症の防止するための情報・手段がある，女児の育児放棄と差別をなくす
身体の自由および安全の権利	ジェンダーに基づくあらゆる形態の暴力の防止，人身売買の阻止，強制・暴力・差別を受けることなく妊娠・出産に関する決定をする，女性性器切除の廃止
情報を求め，受け取り，伝える権利	リプロダクティブ・ヘルス／ライツ問題に関する情報等を利用できる
出産する子どもの数，時期，間隔を決める権利	家族計画の方法を選択し，適切に利用できる，思春期の少女が妊娠の時期を遅らせることができる
自由意思で結婚し家族を形成する権利	児童婚，強制的結婚の防止と法規制，リプロダクティブ・ヘルス・カウンセリング・サービスの提供
到達可能な最高水準の健康を得る権利	リプロダクティブ・ヘルスに関する教育とサービスの提供，最も困難な状況にある人々を優先
科学的進歩の恩恵を享受する権利	女性が利用できる安全，良質な避妊法を提示・開発，緊急産科ケアが利用可能
差別を受けず，教育と雇用における平等を享受できる権利	母親であることを理由とする雇用上の差別を禁止，妊娠および結婚した思春期の女性が教育課程を修了できる

（資料：世界人口白書より作成）

います（表11）．

（5）「児童ポルノ」と「リベンジポルノ」の取り締まり

近年，「サイバー空間性暴力」の問題を改善しようとする動きが活発になってきました．2014年には，「児童ポルノ」と「リベンジポルノ」の取り締まりを強化する画期的な法律が施行されました．

① 児童ポルノ禁止法

「児童買春，児童ポルノに係る行為等の規制及び処罰並びに児童の保護等に関する法律」が，2014年7月15日施行されました．これまで，児童ポルノを製造・販売しなければ，個人が所持していても罰せられませんでしたが，今回の法律改正により，自己の性的目的で児童ポルノを所持・保管することも罰せられるようになりました．

また，児童ポルノの定義の明確化，心身に有害な影響を受けた児童に対する制度の充実，インターネット利用に係る事業者が児童ポルノに係る情報の送信を防止する措置などが，強化されています．

しかし，残念ながら，児童ポルノに類する漫画，アニメ，CG，疑似児童ポルノ（18歳以上の女性を，明らかに「子ども」と想定して作るポルノ）等は，処罰の対象外となっています．そのため，まだまだ，「サイバー空間」では，さまざまに形を変え，児童ポルノが氾濫しています．

女性差別撤廃委員会（CEDAW）は，日本に対して，女子に対するあらゆる形態の差別撤廃に関する条約の実施状況に関する審査（第7, 8回）を行い，2016年3月7日に最終所見を発表し，「差別的ジェンダー・ステレオタイプを増幅させ，女性と少女にたいする暴力を助長するポルノ素材，ビデオゲーム，アニメーションの生産と流通を規制すること」と強く要請しました．

② リベンジポルノ禁止法

リベンジポルノとは，別れた元恋人や配偶者が，性的関係を持っていたときに，撮影していた私的な性的画像（裸の写真・動画）などを，インターネット上に，リベンジ（revenge；復讐）することを目的に流出させるポルノのことをいいます．また，リベンジポルノは，相手を支配し，恐喝する手段にもなっています．いま，世界的な問題にもなっています．

日本では，「私事性的画像記録の提供等による被害の防止に関する法律（リベンジポルノ防止法）」が，2014年11月27日（罰則については2014年12月17日から）にはじめて施行されました．私的な性的画像を，同意なく公表する行為を禁止する法律で，被害者個人の性的名誉および性的プライバシーを保護することを目的としています．「私事性的画像記録」とは，交際中に撮影した，元交際相手が第三者に見せることを承諾していない性的な画像のことです．

「私事性的画像記録物」とは，写真・ビデオテープ・CD-ROM・USBメモリ等の電磁的記録・情報をいいます．これによりインターネット，SNS等による私事性的画像記録（物）の公表，写真のばらまき等の行為が罰せられるようになりました．

しかし，この法律は「親告罪」で，告訴しなければ公訴を提起することができません．

各都道府県の警察では，リベンジポルノ防止のための対策が具体的に始まっています．問題が発覚した場合，すぐに相談にのってもらい，インターネット上の性的画像情報を一刻も早く，「削除」することが重要です．

(6)「サイバー空間性暴力」を予防するための対策

「サイバー空間性暴力」を予防するための対策を，個人，地域，国の3つの側面から考えたいと思います（**図15**）．

まず，個人に対しては，①私的な性的画像と個人情報に関する人権教育，②リプロダクティブ・ヘルス／ライツに関する性教育，③性犯罪に関する防犯教育が必要で

NOTE

女性差別撤廃委員会
(Committee on the Elimination of Discrimination against Woman：CEDAW)

女子に対するあらゆる形態の差別撤廃に関する条約第17条により，同条約の実施を監督するために設置された国連の外部専門家からなる組織．締約国の同条約の実施に関する進捗状況を検討するため，徳望が高く，かつ，この条約が対象とする分野において十分な能力を有する23人の専門家によって構成されている．

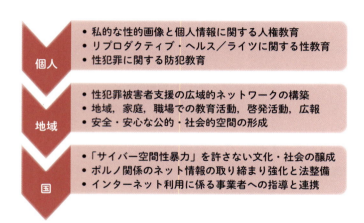

図15 「サイバー空間性暴力」を予防するための対策

す．リベンジポルノをしない・させないためにも，安易に自分の性的画像を撮影しない，送らない，撮影させないこと，お互いの性を大切にすること，犯罪に巻き込まれないための対策を身につけ，性犯罪の被害にあったら的確な行動がとれるよう，日頃から備えておくことなどが必要だと思います．

多くの子どもたちが，「出会い系」サイトの犯罪に巻き込まれていく背景には，自分を認めてほしいという願望や，淋しさ，大人社会への憧れなどが入り乱れ，「現実」と「仮想空間」の区別ができなくなっていることが要因と考えられます．そのため，日頃から，人間的な愛情のある，相互のコミュニケーションや繋がりが大切だと思います．

地域の予防対策として，①性犯罪被害者支援の広域的ネットワークの構築，②地域，家庭，職場での教育活動，啓発活動，広報，③安全・安心な公的・社会的空間の形成が必要だと思います．知らず知らずのうちに，「サイバー空間性暴力」は，社会に広がっていきます．日々，一人ひとりが，身の回りの性暴力問題に関心を持ち，問題に対しては，地域にあるさまざまな社会資源を活用しながら，住民同士で問題を解決していくという姿勢が求められます．

国の役割としては，①「サイバー空間性暴力」を許さない文化・社会の醸成，②ポルノ関係のネット情報の取り締まり強化と法整備，③インターネット利用に係る事業者への指導と連携があります．

2　災害・紛争と性暴力

　地球温暖化，気候変動に伴い，全世界で災害が発生しています．その頻度と規模も年々大きくなり，今後，ますます問題は深刻化すると言われています．また，世界各地で大地震も発生しています．これらの環境破壊，資源の枯渇は，人々の紛争の要因にもなっています．ここでは，紛争・災害時における女性への性暴力について，どのような問題が生じるのかを考えてみましょう．

（1）災害と性暴力

　災害時における女性への性暴力について，どのような問題が生じ，どのような支援が必要となるのか，考えてみましょう．

① ネパールでの自然災害と性暴力の危険性

　2015年4月25日，マグニチュード7.8の地震がネパールを襲いました．地震による死者数は7千人を超え，負傷者は1万6千人，28万軒以上の家屋が倒壊し，23万軒の家屋が損壊したと報じられています．以下の文章は，同年6月1日に発表された，UN Women のニュース（記事翻訳：特定非営利活動法人国連ウィメン日本協会）からの抜粋です．

　自然災害や紛争が起きると，女性と子どもはしばしばその被害をまともに受けます．国連の報告によると，そのような状況下では，女性と子どもは，レイプ，性的搾取などに対してさらに無防備な状態におかれ，望まない妊娠，性感染症，性と生殖に関する健康が脅かされる状況が大幅に増加する傾向にあります．

　ネパールでは，地震の後，約4万人の女性が性的暴力を受ける危険に直面していると推定されています．

　身体が不自由な女性や高齢者，家計を支える女性など，不利な立場にある女性への援助は，往々にして後回しにされがちです．社会慣習，情報の欠如，避難所までの距離，家事の負担などが，彼女たちへの援助を妨げる主な要因となっています．

（特定非営利活動法人国連ウィメン日本協会ホームページ　http://www.unwomen-nc.jp/3812 より）

　上記では，災害時における女性が，いかに社会的弱者になりやすく，性的暴力被害にさらされやすいか，顕著に述べられています．また，女性には，男性にはない女性特有の生理現象もあります．UN Women は，地震による被害を受けた女性たちに日常必需品キットの配布を行いました．このキットは「尊厳キット」と呼ばれ，女性たちが尊厳を持って生活することができるよう基本的な日用品（衣類，石けん，爪切り，下着，歯ブラシと歯磨き粉，生理用ナプキン，バッテリー付きライトなど）が入っています（図16）．

NOTE

UN Women (United Nations Entity for Gender Equality and the Empowerment of Women)

2009年9月，国連のジェンダー関係の4機関，国連婦人開発基金（UNIFEM），ジェンダー問題事務総長特別顧問室（OSAGI），女性の地位向上部（DAW），国際婦人調査訓練研修所（INSTRAW））が統合され，2010年7月に「ジェンダー平等と女性のエンパワーメントのための国連機関」（United Nations Entity for Gender Equality and the Empowerment of Women，略称：UN Women）が設立された．女性・女児に対する差別の撤廃，女性のエンパワーメント，ジェンダー平等の達成を目的とし，ジェンダー分野における加盟国支援，国連システムのジェンダーに関する取組の主導，調整，促進を行っている．

NOTE

国連ウィメン日本協会

国連ウィメン日本協会はUN Women と承認協定を結んだ日本で唯一の民間寄付窓口である．世界の女性のための募金活動と啓発活動を展開している．

| 5 | 性暴力被害を生み出す社会的背景　**047**

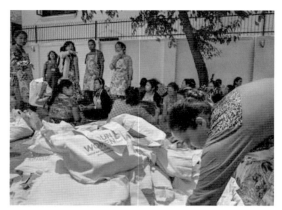

図16 災害時の基本的日用品「尊厳キット」を準備する様子

(UN Women http://www.unwomen-nc.jp/3812 の記事より)

② 災害時における女性の性暴力状況

　災害時における性暴力には，女性や子どもが，性的な標的になりやすいにもかかわらず，問題視されにくいという特性があるといえます．まず，災害によって住居が破壊されることによって，無防備な状況が生まれ，性犯罪者の侵入がたやすくなります．集団生活の中では，プライバシーの確保も難しくなります．また，「災害対策」が優先され，性的被害が生じたとしても，それを表面化し，問題視することができにくい環境があります．

　東日本大震災女性支援ネットワーク発行，東日本大震災「災害・復興時における女性と子どもへの暴力」に関する調査報告書では，災害時における女性の社会的状況を次のように述べています[7]．

　災害時に，①災害以前から存在していた構造的な格差がより拡大される（女性の脆弱性が増幅する，および男性の優位性が増強する），②災害以前から存在していた女性や子どもの脆弱性が（より）表面化・可視化する（それによって標的とされやすくなる），③性別・ジェンダーに基づく規範が強まる，④女性の客体化がすすむ，⑤性に基づく暴力への許容度が高まる，⑥災害対応に関する意思決定の場に女性が参画できず，女性の声が届かない．

　第56回国連婦人の地位委員会は，「自然災害におけるジェンダー平等と女性のエンパワーメント」決議を2012年3月9日に採択しました．各国政府，国連機関，NGO，民間セクターを含む市民社会，その他関係者に対し，災害時における女性への暴力防止について，以下の取り組みを求めています．

・災害後の状況において，性やジェンダーに基づく暴力や，人身取引のリスク，女児，保護者のいない子どもや孤児の特別の脆弱性を含む，様々な形態の搾取の予防に特別に注意を払うよう確保する．

・災害後の状況において，女性が再度被害者にならないよう女性のニーズを考慮し，性やジェンダーに基づく暴力の被害者の保護，ケアおよび支援，さらに，適切な場合には，被害者に対し，特に取調べ，起訴における支援のための法的サービスやその他関連サービスの提供を確保する．

　災害が生じると，女性や子どもが，容易に性暴力を受けやすくなることは，避けがたい事実として存在しています．災害時における性暴力の発生は，災害以前から存在するジェンダーに基づく性暴力社会の存在の有無に大きく左右されます．日頃から，ジェンダー平等と女性のエンパワーメントの促進，性暴力不寛容社会の構築が，求められます．そして，災害発生時には，「災害対策」と同時に，「性暴力防止対策」「被害者支援対策」を立ち上げる必要があるといえます．

（2）戦争・紛争と性暴力

　これまでの人類の歴史を振り返ると，戦争・紛争下では必ずと言っていいほど，残虐な性暴力が，その支配下で横行してきました．
　戦争・紛争下における女性への性暴力は，その社会的特性から，人権侵害が卑劣で甚大なものとなります．戦争・紛争下で行われる性暴力を，戦時性暴力（sexual violence in armed conflict）といい，具体的には，次のような性暴力が行われています．①性的奴隷（女性の人権や自由を剥奪し，物として扱い，暴力的扱いをし，性行為を強要する性暴力），②軍隊等による組織的な性暴力（軍隊等が，組織的・軍事的に支配地域の女性を性的奴隷化する性暴力），③ジェノサイド（ある民族・人種・国家・宗教等の集団に対する浄化・抹殺を目的とした性暴力）などです．
　これらの重大犯罪に対して，国際社会が問題解決に向け，動き始めました．
　1998年8月，国連人権委員会差別防止・少数者保護小委員会は，マクドゥーガル報告書「武力紛争下の組織的強姦・性奴隷制および奴隷制類似慣行に関する最終報告書」を採択しました．戦争・紛争下における女性への重大な人権侵害である性暴力問題を国際社会で取り上げたものです．
　2013年4月11日，「紛争下の性的暴力防止に関する宣言」[8]が，G8外相会合にて採択されました．G8の外相らは「戦争の武器」となっている強姦や性暴力に立ち向かうための新たな措置を行うと誓約しました．宣言には，紛争下の性犯罪の捜査方法に関する新たな枠組みの設置や，軍が性暴力に対処するための新たな訓練の提供，被害の深刻な国での訴追支援などにG8各国が取り組むことが盛り込まれています．軍による，性暴力を回避するための訓練の必要性が盛り込まれたことは，特記すべきことです．
　さらに，2013年6月24日，国連の安全保障理事会は，紛争地での深刻な性暴力は，「人道に対する罪となりえる」と認めました．加盟各国に対して，性暴力が戦争の道具となることを防ぎ，罪を犯したものを許さず，裁きにかけるための法律を整備するなど対策の強化を求める決議を，全会一致で採択しました[9]．「人道に対する罪 crime against humanity」とは，国家もしくは集団によって一般の国民に対してなさ

れた謀殺，絶滅を目的とした大量殺人，奴隷化，追放その他の非人道的行為を言いますが，戦争・紛争下における性暴力は，それに匹敵するとみなしています．

戦争によって，法の秩序は崩壊し，人々は戦闘に巻き込まれ，日常の暮らしは破壊され，生活は破綻してしまいます．また，支配下の人々の人権と命は軽んじられ，加害者側には人格の破壊が生じます．そのような社会に陥るとき，「性虐待」「性奴隷」が生まれます．

私たちは，戦争・紛争の予防に努めるとともに，非戦時下より，人権尊重の文化を醸成し，性暴力が発生しないよう予防に努めていかなければなりません．また，戦争・紛争が勃発したと同時に，性犯罪の検証，性暴力被害者支援，加害者への罰則が行われるような体制作りも必要となります．

角田由紀子氏は，次のように述べています．

性暴力が人の行為であることは言うまでもないことです．人が引き起こすものですから，人が止めることができるものです．
社会全体が，性暴力を生み出す原因を作り，
それを許容しているから，私たちはこのように
性暴力に取り巻かれているのです．
戦争とおなじに人間が行っていることですから，人間が止めさせることができるはずです．人間の行っていることですから，その原因を突き止めれば，それがない社会がいつか出現することは夢ではないのです．

（角田由紀子，弁護士：性暴力被害の社会的背景と女性の人権，SANE 性暴力被害者支援看護職養成講座テキスト．p.23，2013　より）

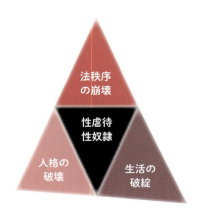

図17　戦争・紛争下と性虐待・性奴隷との関係

性暴力は，偏見により軽視・見過ごされ，加害者が犯罪者であるにもかかわらず，被害者が「悪者・犯罪者」とされやすく，伝統的・文化的・宗教的・慣例的・社会構造的な問題などにより，性暴力が正当化されます．

　私たちには，性暴力の問題と，それを生み出す社会的環境，犯罪の根源を見抜く力が求められます．いつの間にか性暴力社会は蔓延してしまいます．私たちは，常にその置かれている社会がどうであるのか，感受性を高め，問題解決を図る努力が求められます．

● 文献

1) 児童ポルノは絶対許されない　http://www.npa.go.jp/safetylife/syonen/no_cp/index.html　（2015 年 2 月 5 日アクセス）
2) 国際人権 NGO ヒューマンライツ・ナウ：日本：強要されるアダルトビデオ撮影　ポルノ・アダルトビデオ産業が生み出す女性・少女に対する人権侵害調査報告書，2016.
3) インターネットに関連する被害の現状：大阪府警ホームページ　http://www.police.pref.osaka.jp/05 bouhan/netsafety/index.html（2015 年 2 月 5 日アクセス）
4) ポルノ・買春問題研究会　http://www.app-jp.org/（2015 年 2 月 5 日アクセス）
5) ポルノ被害と性暴力を考える会　http://paps-jp.org/（2015 年 2 月 5 日アクセス）
6) NPO 法人ライトハウス　人身取引被害者サポートセンター　http://lhj.jp/menu04/sub01（2015 年 2 月 5 日アクセス）
7) 東日本大震災女性支援ネットワーク：東日本大震災「災害・復興時における女性と子どもへの暴力」に関する調査報告書．2015 年 1 月改訂ウェブ版，p.73，減災と男女共同参画研修推進センター，2015.
8) 国連「紛争下の性的暴力防止に関する宣言」
http://www.mofa.go.jp/mofaj/gaiko/page3_000229.html（2016 年 1 月 9 日アクセス）
9) 国際連合広報センター，プレスリリース 2013 年 7 月 2 日
http://www.unic.or.jp/news_press/features_backgrounders/4298/（2016 年 1 月 30 日アクセス）
10) 角田由紀子：性暴力被害の社会的背景と女性の人権，SANE 性暴力被害者支援看護職養成講座テキスト，p.23，2013.

column 災害における支援

　私は東日本大震災後の2011年3月18日に「災害時の性暴力・DV防止ネットワーク（以下，災害時ネット）」を立ち上げて3年間活動を行いました．そのきっかけは，2009年に聞いた「ウイメンズネット・こうべ」の正井禮子さんの講演です．1995年の阪神・淡路大震災時に，女性への性暴力，DVが増加し，子どもへの性被害を含む暴力が多発したということでした．そこで，大災害に追い打ちをかけるような暴力被害を防止したいと，被災地および外部の支援者との情報交換，実態の把握と対策を目的とする「災害時ネット」を立ち上げ，60人6団体の被害経験者，支援者，医療福祉専門職の方々が参加して災害時における支援活動をしました．

　被災初期には，食料や下着や衣類など物資がないというのが実情でした．私たちは，支援物資を送る際に，他団体と協力して作成した「安全・啓発カード」を共に送り，被災地に配布しました．また，早期に前述の正井さん，助産師1名と宮城県と岩手県の被災地の避難所を訪問して，避難所の環境をジェンダーの視点から把握して，改善を提起していきました．

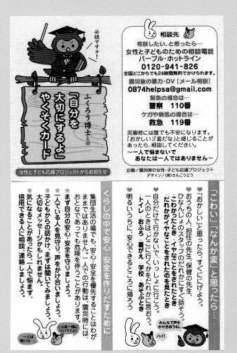

安全啓発カード

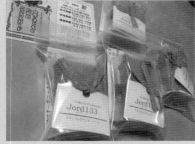

カードと一緒に送ったラベンダーソープ

例えば，仮設トイレが校庭に立ち並び，5月になっても男女共用の避難所もありました．神戸の震災後には，校庭の男女共用トイレで小学生が性被害に遭った例があるため，改善を提言しました．他に，後になって入った情報では，男女共同トイレに行けず膀胱炎になった女性たち，男性リーダーの「みんな家族だから」という強調がゆえに，女性や子どもが着替えの時も他者の視点にさらされるなど，避難所の環境が女性や子どものストレスの増強につながっていたということがありました．一方，女性が運営者であった避難所では，女性自身が声を上げることができ，着替え，下着干場，授乳について，男性とは別のスペースが設けられました．後に災害支援評価を行った「東日本女性支援ネットワーク」は，避難所での女性専用スペースが不可欠であることを提言しています．また，82事例のDV，わいせつ行為，覗き，ストーカー行為，セクシャルハラスメントの被害についても報告しています．

　「災害時ネット」では，震災後から半年間の間に報道された，あるいはメンバーが直接見聞きした性暴力・DVの14事例をまとめ，2011年12月に内閣府男女共同参画局局長，暴力対策室長と面談し，防止のための提言と，その後の支援体制への配慮を政策の中にも盛り込むことを訴えました．話し合いの中で，災害には男女共同参画の視点と暴力防止への取り組みが必要であることを確認し合いました．

　日本では災害看護の取り組みもかなり進んできましたが，ジェンダーに配慮した対人暴力の視点はまだ積極的には取り入れられていません．災害時には，コミュニティが脆弱化し，DVや子ども虐待などの既存の問題を顕在化させたり，外部からの侵入に対処できなくなったりします．海外ではDMATの一員としてもフォレンジック看護師は活躍しています．「災害時ネット」の取り組みが今後の災害時支援に役立てられればと願っています．

（山本　潤）

6 刑法における性暴力（性犯罪）規定について

1 はじめに

　2015年11月から法務省で法制審議会（以下，法制審）刑事法（性犯罪関係）部会が開催されており，そこでは部会への諮問101号として，2014年10月から2015年8月までの法務省での「性犯罪の罰則に関する検討会」（以下，検討会）の結果を踏まえて，現行刑法177条（強姦罪）関連の改正が提起されています．法制審での結論はまだ出ていませんが，2016年半ばには改正に向けての答申が出されると期待されています．ここでは，いわば過渡期にある議論として，現行法および改正議論の双方を視野に入れて考えることにします．

　「検討会」および「法制審刑事法（性犯罪関係）部会」の議事録は，法務省のウェブサイト（http://www.moj.go.jp/shingi1/shingikai_seihan.html）で公開されていますので，参照してください．

2 刑法における性暴力に関する規定

(1) 関連条文

刑法における性暴力に関する規定を**表12**に示します．

(2) 解説

① 制定当時の規定に対する議論

　規程のほとんどは，1907年に制定され，1908年に施行されたものです．制定から100年以上経過しているので，現在の社会の性暴力に対する認識とは大きくかけ離れており，ようやく改正の議論になりました．1907年には，女性の地位は今とは全く異なっていました．選挙権もありませんでしたし，法律家になるには「男性であること」が法律によって要件とされていました．そのため，女性は法学部に入ることができませんでした．国会議員も法律実務家も法律学者にも女性がいないところで，これらの規程は作られ，実際に運用されてきました．ですから，そこには，被害者となる女性の現実の被害経験が反映されることはありませんでした．男性の「妄想」に依拠

表 12　刑法における規定

176 条：（強制わいせつ）13 歳以上の男女に対し，暴行又は脅迫を用いてわいせつな行為をした者は，6 月以上 10 年以下の懲役に処する．13 歳未満の男女に対し，わいせつな行為をした者も，同様とする．
177 条：（強姦）暴行又は脅迫を用いて 13 歳以上の女子を姦淫した者は，強姦の罪とし，3 年以上の有期懲役（有期懲役とは，20 年以下の刑）に処する．13 歳未満の女子を姦淫した者も同様とする．
178 条：（準強制わいせつ及び準強姦）人の心神喪失若しくは抗拒不能に乗じ，又は心神を喪失させ，若しくは抗拒不能にさせて，姦淫した者は，前条の例による．（前条の例によるというのは，177 条と同じに扱い，処罰するということ．）
178 条の 2：（集団強姦等）二人以上の者が現場において共同して第 177 条又は前条第 2 項の罪を犯したときは，4 年以上の有期懲役に処する．
180 条：（親告罪）176 条から 178 条までの罪及びこれらの罪の未遂罪は，告訴がなければ公訴を提起することができない（集団強姦罪はその悪質さから告訴は不要，親告罪ではない．告訴がなければ刑事事件として起訴できない犯罪を「親告罪」という）．
181 条（強制わいせつ等致死傷） 1 項：176 条若しくは 178 条第 1 項の罪又はこれらの罪の未遂罪を犯し，よって人を死傷させた者は，無期または 3 年以上の懲役に処する． 2 項：第 177 条若しくは 178 条第 2 項の罪又はこれらの罪の未遂罪を犯し，よって女子を死傷させた者は，無期又は 5 年以上の懲役に処する． 3 項：178 条の 2 の罪又はその未遂罪を犯し，よって女子を死傷させた者は，無期または 6 年以上の懲役（有期刑なので上限は 20 年）に処する．
182 条：（淫行勧誘）営利の目的で，淫行の常習のない女子を勧誘して姦淫させた者は，3 年以下の懲役又は 30 万円以下の罰金に処する．

してのものであったと言っても過言ではないでしょう．現在まで，強姦罪等について被害者の実態からかけ離れた扱いがまかり通っている理由がここにあります．現在でも，裁判官，検察官および弁護士の 8 割近くが男性です．

② 構成要件に関する議論

　176 条も 177 条も「暴行・脅迫」があることが，犯罪成立の要件（構成要件）とされています．177 条の「姦淫（かんいん）」とは，性交のことです．176 条の行為の中から悪質性が高いと当時考えられた膣性交を特別に取り出して重く罰しています．これは，当時の家父長制社会では，男性の血統が間違いなく継承されることが重要な価値であったことの反映です．妻が生む子は，間違いなく夫の血統でなければならなかったのです．そこで，妻が生む子が夫の子であることを確保するために，横槍を入れる強姦犯を罰することにしたのです．その仕組みのもとで，強姦罪は「貞操保護」のためにあるとされてきました．「貞操」とは，家父長制のもとでの男性中心の性秩序のことです．その後，女性の権利が認められるようになってきて，強姦等の性暴力行為は，人権侵害（性的人格権の侵害．性的人格権は，性的自由と性的自己決定権から成り立っています）であるとの理解が受けいれられるようになりました．

　構成要件としての「暴行・脅迫」については，議論があります．判例・学説ともに，相当強度のものであることを要求してきています．ただの暴行・脅迫ではだめと

| 6 | 刑法における性暴力（性犯罪）規定について　**055**

するのです．しかも，それは加えられた暴行・脅迫に被害者が激しく抵抗したことが必要として被害者の抵抗の程度で測っているのです．ですから，被害者が恐怖のあまりさしたる抵抗をしておらず（できず），加害者が，被害者が抵抗していないので，被害者は自分との性交に同意してくれているのだと思い違いをしていた場合には，加害者には強姦する意図がなかった（「故意」がない）として無罪になった事例もあります．

このような「暴行・脅迫」の判断状況については，被害を経験した人から非難と批判がされています．

③ 強姦罪の被害者を女性に限定していることの議論

強姦罪の被害者を女性限定にすることについても，批判されています．性暴力犯罪が侵害するのが，人の尊厳にかかわる性的人格権であるとすれば，男性の被害者の事案を女性の事案よりも軽い処罰にしておいてよいということにはならないからです．

この点は，諮問101号の要綱第一が，対象の行為を拡げることで，被害者の男女差をなくしているところです．国際的にも諸外国では，1980年代半ばまでの強姦罪の改正で，強姦という罪名の廃止と共に男女両性を被害者としており，日本が非常に遅れていることを示しています．

要綱第一（強姦罪の改正）は，以下の通りです．

「*13歳以上の者に対し，暴行又は脅迫を用いて性交，肛門性交又は口腔性交（以下「性交等」という）をした者は，5年以上の有期懲役に処するものとすること．13歳未満の者に対し，性交等をした者も，同様とすること．*」

④ 強姦罪についての検討会の報告書

強姦罪をどう考えるかについては，検討会の報告書は以下のように述べています．「『強姦罪は，性的自由に対する罪だと考えられてきたが，仮に，単なる被害者の意思に反する行為をする罪であると捉えると，それほど重い犯罪であるとは理解されず，コミュニケーションの問題であるというような議論になってしまう．そのようなものではなく，人間の尊厳に対する罪と考えるのが，被害者の実感としては強いと思われる．』との意見や『性犯罪は，性的なコンタクトの体験を強制的に共有させられることにより多大な精神的ダメージを受けることから保護することを本質と捉えればよいのではないか．』などの意見が述べられた．このような議論を通じ，委員の間で，強姦罪等の性犯罪が被害者の人格や尊厳を著しく侵害するという実態を持つ犯罪であるという認識がおおむね共有され」ました．これは，今後，性暴力犯罪を正しく扱う上で重要な認識です．

⑤ 監護者についての規定

強姦罪に代表される性暴力犯罪の原因は，加害者と被害者の力関係の違いにあります．男女間はその例の1つです．親子等の関係も場合によっては，力関係の違いを生

み出し，性暴力犯罪の土壌になります．親の子どもに対する性虐待の事例は多く報告されています．現行の強姦罪は被害者が13歳以上の事案では，性交が「暴行・脅迫」を手段とすることを求めていますので，親による子どもへの性虐待事案では長期にわたればわたるほど暴行・脅迫などはありませんので，これを強姦罪とすることができませんでした．せいぜい，児童福祉法違反（60条，1項，34条1項6号，「何人も児童に淫行させる行為をしてはならない」）とする扱いでした．しかし，児童福祉法違反では，最高刑が懲役10年でしかないので，被害の重大さに見合った処罰ができません．要綱第三はこのような事案への対応を求めることからの提案です．

　要綱第三（監護者であることによる影響力に乗じたわいせつな行為又は性交等に係る罪の新設）は以下の通りです．

　「一　18歳未満の者に対し，その者を現に監護するものであることによる影響力があることに乗じて，わいせつな行為をした者は，刑法第176条の例によるものとすること．
　二　18歳未満の者に対し，その者を現に監護する者であることによる影響力があることに乗じて性交等をした者は，第一の例による．
　三　一及び二の未遂は，罰するものとする．」

　日本の裁判では，支配・非支配の関係を強姦の原因とみることがないので，明確な「暴行・脅迫」はなく，力関係の大きな差異から生じる「恐怖感」は，問題にされず，特に未成年者（13歳以上）が被害者の場合，無罪判決が頻発しています．
　ここでの監護する者は，法律上の監護者に限定されません．同居して世話をするなど，実質的に子どもが生存を依存している関係であればよいのです．

⑥ 親告罪であること

　親告罪の廃止，厳罰化は2016年女性差別撤廃委員会（CEDAW）での日本報告審査を受けての総括所見をはじめ，国連の人権機関から，繰り返し勧告されています．つまり，国際的な人権基準では廃止すべきなのです．要綱第四は親告罪の廃止をうたっています．
　性暴力犯罪について先進諸国を見ますと，現在でも親告罪にしている国はありません．初めから親告罪としていない国もあります．日本では，親告罪にすることで被害者に訴えるかどうかの重い判断を強い，その後，裁判になった時の重い負担が暗示され，訴えない判断に被害者が誘導されることがありました．また，訴えない選択をさせることで，訴えた後の被害者のプライバシー保護をなおざりにしてきました．訴えること自体が困難であるため，訴える人が少なく，被害の深刻な実態が隠され続けてきました．その隙に，強姦に関する根拠のない間違った言説（強姦神話）が社会に広がり放題になっていたのです．被害者が訴えることで不利益を被る仕組みは間違いですから今回の廃止の提案はもっともです．廃止したうえで，被害者のプライバシー保護等の対策を真剣にとるべきです．

⑦ 法定刑の引き上げ

　現在の強姦罪は，下限（一番低い刑）が懲役３年です．要綱第一では，これを５年に引き上げるとしています．この問題を巡っては，強盗罪の下限が懲役５年であることから，強姦罪は強盗罪よりも軽いのはおかしいという批判がされてきました．これに対しては，強盗罪の懲役５年がそもそも重すぎるので強盗罪の下限を引き下げればいいという議論があります．しかし，強盗罪の被害はどんなに重大であっても財産的損害が中心ですが，強姦罪は深刻な人権侵害であり，人間の尊厳への攻撃であることを認識すれば，強盗罪との比較ではなく，その被害の深刻さに見合う刑期を考えるべきです．それが，今回の下限を５年とする提案です．親告罪の廃止と法定刑の引き上げに伴い，現行の集団的強姦罪は廃止されます．現行の刑は懲役４年を下限としており，その犯罪の悪質性は量刑判断で考慮すれば足りるからです．

第2編

フォレンジック看護に必要となる重点知識

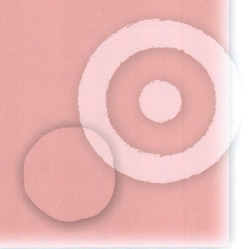

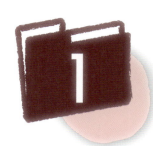

性暴力の身体的影響

　性暴力とは，本人の望まない全ての性的な意味合いをもった行為で，強姦（レイプ）や性的虐待の他にセクシュアルハラスメントなど，単に性器の挿入だけではなく，言葉による嫌がらせも含まれます．このような性暴力を受けた結果，被害者は，多くの健康障害に苛まれます．特に身体的影響では，無理やりセックスをさせられ性器や肛門以外への身体への損傷を負ったり，その結果，性感染症や望まない妊娠，人工妊娠中絶，レイプトラウマ症候群（症状はPTSDと同様）[1]，睡眠障害やうつ状態，摂食障害等の健康障害をきたすことが明らかになっています[2]．また，性暴力を受けた心の傷や，性暴力を受け続けることによるストレス状態が続くことから，自律神経系の不調やストレス性疾患につながる可能性もあります．精神的ストレスにより高血圧症や胸部痛（循環器症状），過敏性大腸炎（機能性消化器疾患）などを起こすこともいわれており[3]，一見関係がないように見える疾患も，実は背景に性暴力があるということは多くみられます．ストレスは気分の変調もきたし，被害者からの不調の訴えは日によって違っていることもあり，「不定愁訴」として表れ，その背景にも性暴力が隠れている場合もあります．さらに，性暴力による身体への影響は，慢性的な身体症状として残り，頭痛や腰痛などの慢性疼痛となって現れることもあります．重篤になると後遺症として長期間続くこともあり，健康障害のみならず，普段の生活や仕事等に多大な支障をきたしています．このように，性暴力による身体的な影響は直接的または間接的に多岐にわたり，被害者はさまざまな健康問題を抱えることになります．

　性暴力による身体への影響は，急性期から慢性期と長期にわたりますが，本項では，性暴力被害の中でも，特にレイプ被害を受けた直後（急性期）の身体への影響を中心に説明します．

1―外傷

（1）外傷と治癒時間

　以下は女性のデータにもとづいて述べていきます．性暴力では性器の損傷が多いといわれており，同意のない性交の場合，女性では，性器損傷が53.7％にみられ，同意があった場合に比べて性器損傷が19.5倍になるとの報告があります[4]．性暴力による性交では，バルトリン腺やスキーン腺からの分泌液が極度の恐怖や緊張により分泌さ

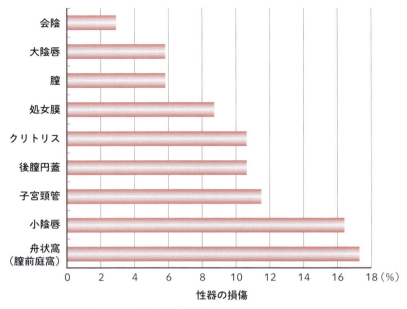

図1　性暴力被害者の所見と損傷部位
(Rossman L., et al : Genital trauma associated with forced digital penetration. American Journal of Emergency Medicine, 22 (2) : 101-104, 2004 をもとに筆者翻訳)

表1　治癒に要する時間

場所	回復期間
口腔内	28〜31時間
皮膚粘膜	0〜24時間
絞首痕	10日間
膣・外性器	24時間以内, 6〜7日
子宮頸部	72時間以上 (7〜10日)
肛門	72時間

(Rose E., et al : FORENSIC NURSING, p.150. 2013を参考に筆者翻訳)

れず，小陰唇や処女膜の裂傷，出血斑や腫脹を伴う外傷が増えます．性暴力による損傷の最も一般的なタイプは紅斑（34％），続いて裂傷（29％），擦過傷（21％），斑状出血（11％），および浮腫（5％）で，裂傷は後膣円蓋と舟状窩（膣前庭窩），擦過傷は小陰唇，斑状出血は子宮頸管と処女膜に，それぞれ最も多かったとの報告があります[5]（**図1**）．また，治癒に要する時間は**表1**のとおりです[6]．

(2) 外傷の診察と記録

外的要因により離断，離開，欠損をきたした状態を損傷と定義（**表2**）しており，外傷と同義として使われています．一般的には開放性損傷を創，非開放性損傷を傷とし，両者を合わせて損傷と呼んでいます[7]．

性暴力における外傷の観察ポイントとして BALD STEP[6]（**表3**）があります．診

表2 外傷（損傷）の種類

切創 （せっそう）	切り傷．鋭利な刃物によって切り裂いた線状の創で，汚染創でなければ，一期癒合が期待できる．創の程度により縫合処置が行われる．
裂創 （れっそう）	打撃やねじれなどにより引き裂かれて生じた創．外力の加わり方によってさまざまな形状を呈する．縫合しうるものについては，一期癒合が期待できるが，縫合が難しいものは，肉芽組織の増殖による治癒を待つ．
挫創 （ざそう）	打撲などの外力により組織が挫滅した創．創面は粗雑で縫合は一般的に困難．壊死組織の除去や創保護を主とする治療が行われ，肉芽組織の増殖による自然治癒を待つ．
挫傷（打撲傷） （ざしょう）（だぼくしょう）	打撃などの外力により内部組織が損傷したもので，体表に創のないものをいう．一般的に保存的治療が行われる．脳挫傷・肺挫傷のような臓器の損傷がある．
挫滅創 （ざめつそう）	摩擦あるいは急激な圧力による損傷で，真皮や皮下組織・それ以下のレベルまで損傷したものである．
刺創 （しそう）	刺し傷．先の尖った鋭利なもので突き刺した創で，創口が小さくて深いのが特徴．創が深ければ血管，神経，内臓などの損傷を及ぼすことがあり，注意が必要である．
擦過傷 （さっかしょう）	擦り傷．体表に創があるが，擦過「傷」と呼ぶのが一般的である．創面を清浄化した後，創保護により皮膚の再生を待つ．
咬創 （こうそう）	かまれてできた創．刺創と同様に創が深いが，創面は刺創ほどなめらかではなく，治癒しにくいといわれる．病原菌が付着しており，高確率で創感染を発症することがある．

表3 BALD STEP：性暴力被害者の身体的観察点

B	Bruises（BR） Bite mark（BM） Bleeding（BL） Burns（BU）	挫傷・打撲傷 咬傷 出血 熱傷・やけど	S	Stain（ST） Swelling（SW）	汚染 腫脹
			T	Tenderness（TE） Trace evidence（TE）	圧痛 痕跡の証拠
A	Abrasions（AB） Avulsions（AV）	擦過傷	E	Erythema（ER）	赤斑
L	Lacerations（LA）	裂傷	P	Patterned injury（PA） Petechiae（PT） Penetrating（PE）	損傷の模様 点状出血 浸潤状況
D	Defomities–acute（DE）	重篤な変形		incised（I） chop（C） stab（S） gunshot（G） puncture（P）	切傷 たたく 刺す 銃 刺傷

（Rose E., et al：FORENSIC NURSING, p.158, 2013 をもとに筆者翻訳）

察の場では，性犯罪被害者診療チェックリスト[8]などを利用しながら客観的にかつ系統的に外傷を観察していきましょう．

2 — 妊娠の可能性と予防

　性暴力被害者への支援の1つとして，本人の意志に基づき妊娠の可能性を探り妊娠を予防することが求められます．妊娠の可能性をアセスメントするためには，被害者の月経周期から，どの時期にあるのかを判断します．場合によっては緊急避妊の処置を講じる必要があります．

（1）妊娠しやすい時期の判断

　妊娠は，排精，排卵，受精，着床によって成立します．一般に，卵子の受精能力は24時間，精子の受精能力は72時間といわれており，月経開始前12〜16日の5日間の排卵期に精子の受精能力保有期間の3日間を足した8日間が妊娠しやすい時期と言われています．この時期には，エストロゲンの分泌がピークであり，頸管粘液も精子の通過を容易にしています．しかし，月経周期は個人差が大きく，ストレスや健康状態に影響を受けて変動するため，月経歴や月経周期だけでは妊娠の可能性を把握することは困難であるうえに，特に，性暴力被害を受けることによって強いストレスにさらされ排卵が誘発される可能性があるため，性暴力被害への対応としては，緊急避妊法（emergency contraception；EC）を用いることが推奨されています（図2）．

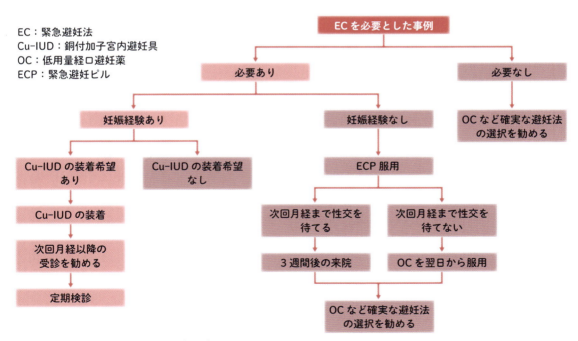

図2　緊急避妊法選択のアルゴリズム

（日本産科婦人科学会編，緊急避妊法の適正使用に関する指針，2011）

（2）緊急避妊法の選択

① 緊急避妊ピル

a. LNG 単回経口投与法

2011年2月に日本でも正式に緊急避妊専用の薬；レボノルゲストレル（©ノルレボ）が承認されました．LNG法では，性交後72時間（3日）以内にノルレボ錠2錠を確実に服用します．この主な効果として，排卵の抑制もしくは排卵の遅延により，女性の性器内に侵入している精子の受精能力を失わせることによって受精が阻害されると考えられています．妊娠率は2.1％で，副作用として，3.6％に悪心が認められています[9]．制吐剤の予防的投与は推奨されていません．ノルレボ錠の服用後2時間以内に嘔吐した女性はただちに2錠追加して服用します[10]．また，性交後72時間以内に服用することになっていますが，性交後120時間（5日）までであれば効果は期待できるといわれています[11]．ただし避妊効果は減弱することを伝えておく必要があります．

b. ヤッペ（Yuzpe）法

日本で従来よく行われてきた方法です．性交後72時間以内に50μgエチニルエストラジオールと0.5mgのdl-ノルゲストレルを含む中用量ピルを2錠，さらにその12時間後に2錠内服する方法です．ヤッペ法での妊娠率は2.6％であり，副作用として悪心50.1％，嘔吐14.8％がしばしば報告されています[9]．

＜緊急避妊ピルによる妊娠の回避の判断＞

出血（消退出血）の有無によって，妊娠を回避できたかを判断します．出血が起こるまでに早ければ服用後2～3日，遅ければ5～7日程度かかることがあります．これは，子宮内膜の厚さによって内膜がはがれる時間が異なるためです．しかし，服用後3週間しても出血がない場合には，医療機関を受診するように話しておきましょう．また，無排卵月経の人の場合，子宮内膜が十分に厚くならないため出血が起こらない場合もあり得ることも知っておきましょう．

② 銅付加子宮内避妊具（IUD）

120時間以内にIUDを挿入します．妊娠率は1％以下と避妊効果は良好です．IUDの挿入のために抗生剤の予防的投与は不要であるとされていますが，性暴力被害の場合，性感染症（sexually transmitted infection：STI）などの感染のリスクが高いため，抗生剤の予防的投与が推奨されています[12]．

3—人工妊娠中絶

性暴力被害による人工妊娠中絶は，母体保護法14条1項2号の中絶の理由「暴行若しくは脅迫によつて，または抵抗若しくは拒絶することができない間に姦淫されて

表4　人工妊娠中絶件数・事由別

年度	総数	暴行・脅迫によるもの	
2014	181,905	214（件）	0.12（%）
2013	186,253	147（件）	0.08（%）
2012	196,639	180	0.09
2011	202,106	178	0.09
2010	212,694	185	0.09
2009	226,878	141	0.06
2008	242,326	145	0.06
2007	256,672	119	0.05
2006	276,352	126	0.05
2005	289,127	213	0.07
2004	301,673	885	0.29

（厚生労働省 人口動態・保健社会統計課：衛生行政報告例をもとに筆者作成）

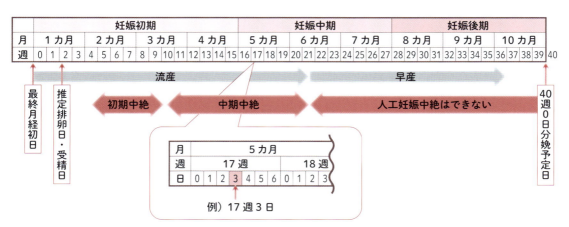

図3　妊娠期間の数え方と人工妊娠中絶の時期

妊娠したもの」に当たり，妊娠22週未満であれば人工妊娠中絶を行うことができます．暴行・脅迫による人工妊娠中絶件数は，2014年度214件，2013年度147件，2012年度180件，2011年度178件，2010年度185件でした（**表4**）．性暴力によって妊娠した場合，多くの女性が人工妊娠中絶を選択しています．法律上，人工妊娠中絶を行う際には，本人および配偶者の同意が必要ですが，性暴力被害の場合には，相手の同意を得ることは難しいため，同意書の配偶者欄は無記入とし，本人の同意のみで人工妊娠中絶を行うことができます．通常の妊娠であっても，「配偶者が知れないとき若しくはその意思を表示することができないとき，又は妊娠後に配偶者がなくなつたときには本人の同意だけで足りる（母体保護法第14条2項）」とされています．

　人工妊娠中絶手術の方法は，胎児や胎盤など付属物の状態が妊娠週数によって異なるため，妊娠12週未満の妊娠初期と，12週以上22週未満の妊娠中期では異なります（**図3**）．妊娠初期の中絶手術は，子宮頸管拡張術を行った後，麻酔下での吸引法

か胎盤鉗子やキュレットを使用した子宮内容除去を行います．初期中絶の場合は，多くが日帰りで行われています．中期中絶の場合には，ラミナリア桿やラミセルなどの浸透性頸管拡張器を使用して子宮頸管を拡張させた後，プロスタグランジンという子宮収縮剤坐薬の挿入などにより分娩を誘発し，胎児・胎盤などの排出を行います．この場合，数日間の入院・管理が必要になります．

　人工妊娠中絶手術は，母体保護法指定医のみ行うことができます．手術後，医師または指定医師は人工妊娠中絶実施報告票を記入し，翌月の10日までに都道府県知事に届け出を提出することになっています（母体保護法第25条）．また，妊娠12週以降の人工妊娠中絶手術では，死産届を役所に提出する必要があります．中期中絶の場合には，通常の分娩と同様に出産費用がかかり，出産手当一時金の申請をすることができます．これらの費用の他にも，性暴力被害の場合には病院に受診した際に要した診断書料や診察料等について，その全額または一部を，一定の条件の下，公費で支出することのできる「犯罪被害者給付金制度」もありますが，都道府県による上限金額が設定されていることから，費用の全額をカバーできない問題もあります．

　人工妊娠中絶後の身体的な回復は，ホルモン周期の回復を含めて考える必要があるため，次の月経が発来したら回復したと考えてよいでしょう．おおよそ手術後1カ月程度が目安です．しかし，大きなストレスの後には月経が一時的に止まることもあるため，必ずしも規則的な月経周期とならない場合もあります．そのため，人工妊娠中絶手術後には，基礎体温をつけて月経周期を確認すると安心です．

　妊娠22週以降は，人工妊娠中絶手術を行うことはできません．性暴力被害を受けた後，「妊娠しているとは思わなかった」「怖くて病院に行けなかった」といった理由で受診が遅れ人工妊娠中絶手術のできる時期を逸する人もいます．そのような場合には，出産により性暴力被害による心身への影響が増悪する可能性もあるため，出産方法について女性と相談しながら決め，身体的，精神的，経済的な支援をしていく必要があります．さらに，医療機関のみならず，児童相談所や乳児院，養子縁組などを行っている団体とも連絡をとり，連携をしながら安全で安心して出産できる環境づくりを支援していくことが重要です．

4—性感染症（STI）の検査と予防

NOTE
性感染症（STI）

　性感染症（Sexually transmitted infections）とは，梅毒やHIV，性器クラミジア感染症，性器ヘルペスなど，性行為あるいはその類似行為によって感染する疾患をいう．

　性感染症（STI）とは，性交や性交類似行為によって感染する病原体とその疾患の総称です．性感染症の予防として，コンドームが有効とされていますが，性暴力の場合，コンドームが使用されることは少なく，相手の性感染症の罹患状況もわからないため，性感染症から身を守るために検査と予防が必要になります．表5にあるように，感染から発症までには数日を要するものから，検査結果の判明まで数週間〜数カ月かかるものもあります．

　一般的に性感染症の罹患率は男性に比べて女性が高く，症状が強く出ることが多いと言われています．これは，多くの性感染症は粘膜が感染場となり，粘膜面積が女性

066　│　第2編　フォレンジック看護に必要となる重点知識

表 5　代表的な性感染症

感染症	病原体	潜伏期間	初期症状	検査法
梅毒	梅毒トレポネーマ	約 3 週間	粘膜皮膚の硬結，腫脹，潰瘍，鼠径リンパ節腫脹	血液検査 梅毒血清反応 TPHA 法，FTA-ABS 法
淋病	Neisseria gonorrhoeae	2 〜 5 日	女性の場合，ほとんどが無症候性 排尿痛，尿道炎	核酸増幅法：PCR 尿道もしくは子宮頸管の分泌物の分離培養法
クラミジア	クラミジアトラコマティス	1 〜 3 週間	無症候性 帯下の増加，子宮頸管炎	核酸増幅法：PCR（クラミジア・淋病を同時に検出可能なキットを用いることが推奨されている） 分離培養法 血液検査
B 型肝炎	B 型肝炎ウイルス	2 〜 6 週間 （抗原陽性まで）	倦怠感，食欲不振，赤褐色尿	血液検査 HBs 抗原検査 感染から 2 〜 6 週間で抗原陽性
C 型肝炎	C 型肝炎ウイルス	2 〜 3 カ月 （抗体陽性まで）	キャリアが多い 倦怠感，食欲不振	血液検査 HCV 抗体検査 感染から 2 〜 3 カ月で抗体陽性
HIV	ヒト免疫不全ウイルス	6 〜 8 週 （抗体陽性まで）	AIDS 発症までには長期間かかる インフルエンザ様の症状が数週間続く	血液検査 HIV 抗体検査
性器ヘルペス	単純ヘルペスウイルス 1 型，2 型	3 〜 5 日	外陰部に浅い潰瘍や水疱，疼痛（約 1 〜 3 週間で自然治癒）	抗原検査 分離培養法 核酸増幅法：PCR 血液検査 IgM 抗体は 7 〜 10 日後に出現
尖圭コンジローマ	ヒトパピローマウイルス	2 〜 3 カ月	外陰，会陰，肛門周辺，腟，子宮頸部，尿道の腫瘍，掻痒感，疼痛	視診 病理検査

のほうが広いことや外性器の構造上，女性のほうが腟や尿道口，子宮の位置が近いことも影響しています．

　性暴力被害後の検査としては，主に，性器クラミジア感染症，淋菌，梅毒，HIV，B 型および C 型肝炎ウイルス抗体などが検査されます．必要に応じて，トリコモナス，性器クラミジア抗体（血液検査）を追加します．検査方法は，腟分泌物の検査でわかるものと，血液検査でわかるものの 2 種類があります．クラミジアと淋病については，咽頭感染のリスクがある場合には，咽頭の検査も行う必要があります．

　性感染症の中でも，クラミジアや HIV，梅毒は，感染してから症状が出るまでに時間がかかることで，いつ感染したか自分ではわからなかったり，また，感染しても無症状だったり，尿道炎，帯下増量，皮膚粘膜症状などの比較的軽い症状にとどまったりすることもあるため，治療を怠りやすいといった特性があります．しかし，これらは，後々不妊症や子宮外妊娠，慢性骨盤痛の原因になることもあります．

　性感染症の種類によって検査できる時期が異なることから，初診時，2 週間後，8

週間後と検査を実施する必要があります．しかし，実際には，本人が二度と来院しないこともあるため，そのことを念頭に置きながら，診察後は，今日はどのような検査を行い，次の来院はいつ頃がよいのか，薬の服用方法や期間などについて，パンフレット等の媒体を用いて丁寧に説明することが大切です．

　多くの性感染症は五類感染症に分類されています．例えば，HIV と梅毒，ウイルス肝炎（A 型および B 型は除く）については，医療機関は診断から 7 日以内に最寄りの保健所への届け出が必要になります．性器クラミジアや性器ヘルペス，淋菌，尖圭コンジローマなどは翌月初日に報告が必要です．

　性暴力被害後の法的な証拠採取は被害後 72 時間が限度で，24 時間もしくは 24 時間以内に採取された証拠は，最も根拠となり得るといわれています[6]．しかし，性暴力被害直後の当事者は混乱した状況にあり，医療機関への受診までにはもっと時間がかかる場合があります．医療者は，証拠を採らなければ治療ができないということではなく，治療や妊娠の予防など，心身の回復を促せるように，本人の希望を最も優先させることが大切です．本人が自分の意思で選択しながら次の行動に進むというプロセスが，治療的対応の一環になっていることをケア提供者が理解していることが重要です．

● 文献

1) 宮地尚子編：医療現場における DV 被害者への対応ハンドブック：医師及び医療関係者のために．p.8，明石書店，2004．
2) Seyller Marie, Denis Céline, et al：Intimate Partner Sexual Assault: Traumatic Injuries, Psychological Symptoms, and Perceived Social Reactions, Obstetrics & Gynecology, 127(3): 516-526, 2016.
3) 石井朝子編：よくわかる DV 被害者への理解と支援．p.19，明石書店，2012．
4) Lincoln C., et al：Macroscopically detected female genital injury after consensual and non-consensual vaginal penetration: a prospective comparison study. Journal of Forensic Legal Medicen, 20(7): 884-901, 2013.
5) Rossman L., et al：Genital trauma associated with forced digital penetration. American Journal of Emergency Medicine, 22(2): 101-104, 2004.
6) Rose E., et al：FORENSIC NURSING Evidenced-Based Principles and Practice. pp.149-167, 317-325, F.A. Davis Company, Philadelphia, 2013.
7) 柴 忠明：創傷．小柳 仁監修，標準外科学，第 10 版，pp.141-162，医学書院，2004．
8) 日本産婦人科医会　女性保健委員会：性犯罪被害者診療チェックリスト　http://www.jaog.or.jp/all/document/check_2012.pdf（2015 年 1 月 11 日アクセス）
9) 北村邦夫：プロゲスチンと臨床応用（5）緊急避妊法とプロゲスチン．HORMONE FRONTIER IN GYNECOLOGY, 17(2): 44-53, 2010.
10) Wilcox AJ, et al：The timing of the "fertile window" in the menstrual cycle:day-specific estimates from a prospective study. BMJ, 321: 1259-1262, 2000.
11) Faculty of Family Planning and Reproductive Health Care Clinical Effectiveness Unit. FFPRHC Guidance（April 2006). Emergency contraception. J Fam Plann Reprod Health Care, 32(2): 121-128, 2006.
12) 日本産科婦人科学会編：緊急避妊法の適正使用に関する指針，2011．http://www.jsog.or.jp/news/pdf/guiding-principle.pdf（2015 年 1 月 11 日アクセス）

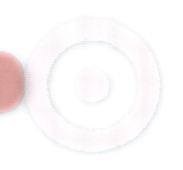

2 性暴力の精神的・心理的影響

1 性暴力によって生じる生活行動への影響

（1）被害に遭うということ

性暴力被害者の約6割に生活上の変化が生じています．性暴力は，女性の心身の不調，自尊感情の低下，男性と会うのが怖いなど心身に深い影響を与えるのみならず，居住地，職場，学校を変えざるを得ない等，生活基盤そのものにも，大きな影響を与えます（図4, 表6）．

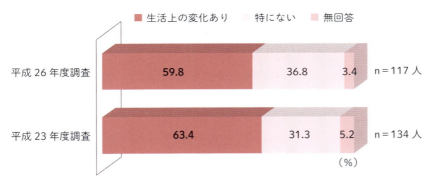

図4　異性から無理やりに性交された被害による生活上の変化の有無
（資料：男女間における暴力に関する調査報告書：内閣府男女共同参画局　平成27年3月より作成）

表6　異性から無理やりに性交された被害による生活上の変化の具体的内容

生活上の変化	%
心身に不調をきたした	24.8
自分が価値のない存在になったと感じた	18.8
異性と会うのが怖くなった	16.2
夜，眠れなくなった	14.5
外出するのが怖くなった	8.5
転居（引っ越し）をした	6
仕事（アルバイト）をしばらく休んだ・やめた・変えた	5.1
学校・大学をしばらく休んだ・やめた・変えた	0.9

n：117人　複数回答

（資料：男女間における暴力に関する調査報告書：内閣府男女共同参画局　平成27年3月より作成）

（2）被害直後の動揺と混乱の中での対処

　被害直後，被害者には，ショックや信じられない，自分が汚れているなどのさまざまな感情が起こり，恐怖感や不安感へと発展します．行動としては，泣く，笑う，黙る，饒舌となることもあれば，食欲不振，不眠などの身体症状，過敏な反応・妄想や自責の念，記憶不全がみられることもあります．被害について考えないようにしても頭から離れず他のことに集中できなかったり，何度も夢をみたり，度々自分でコントロールできない瞬間的なパニックが起きることもあります．感覚が鈍麻し，物事を感じられなくなったように感じ，何をしていても現実感がなかったり，それまでの趣味や楽しみの活動にも興味がなくなったりします（後述）．生活行動すべてに何らかの影響を受けるといえます．

　そのような中で，被害者は，医療を受けるのか，警察に届けるのか，家族や知人に知らせるのかということを決めなければなりません．しかし，被害者は，害を与える他者がいること，危機を回避できなかった自分自身をも信じられなくなることで，自分の生きている世界が安全ではないと被害を境に感じています．また，相談した相手の反応に対する恐れや不安もあります．そのため，相談するためのハードルは決して低くはありません．安全を確保するための鍵や窓の修理の必要や，移動手段の検討，家族のいる人は家族の世話など，日常生活の細々としたことの対応も迫られます．

（3）数日から数週間，ときには数年にもわたる苦悩

　中には，被害体験から受けた衝撃を否定して"何も起こらなかった日常生活"に戻ろうとする人や，自ら進んでは話さず，心の中でどうにか収めようとする人もいます．被害の前の，安全で気持ちよい暮らしに戻りたい，以前のように自分の感情と身体をコントロールしたいと望むゆえに，自分自身に生じている性暴力の影響を否定して，被害体験は「なかったこと」にして，それを実現したいと思う人もいます．

　そうした状況では，本人のみならず，家族，友人までも，性暴力被害が本人に与えた影響はなくなり，事件の前と同じようにやっていけるようになったと考えますが，外見上は日常生活に順応しているように見えていても，個人差はあるものの次のような症状が依然として続くことがあります．羞恥心，恐怖心，身体に対する恐怖，死に対する恐怖，怒り，屈辱感，復讐心，自責感，情緒的不安定，対人関係能力の低下，不眠や疲労感，頭痛，泌尿器系疾患，消化器系疾患，食欲不振，レイプにより影響を受けた身体部分の痛みの感覚などです．これらの症状は，言葉や声にならない大切なメッセージと言えます．

　自分が受けた性暴力について誰かと話したいと感じるようになり，自分の感情を確かめ，症状の真の原因を本人が理解することが回復に向かうためのプロセスとなります．そして，事実を認め，自分自身の多様な感情や思いを表すことにより，加害者への怒りを向けられるようになります．これらを通じて，被害体験を自分自身で抑圧したり，とらわれたりすることなく，自分の人生に統合する作業を通じて生活が変化します．

2 性暴力とトラウマ

　性暴力は，被害者の身体的，精神的，社会的などさまざまな側面に大きな影響を及ぼします．特に，精神的側面においては，心的外傷後ストレス障害（Post Traumatic Stress Disorder：PTSD）の発症率が非常に高く，精神症状も重篤となり，一時的な影響のみならず，被害者の人生において長期的な苦痛を与えます．また，被害者が暴力を受けたことを誰にも言えずに病院を訪れた時に必要な支援が提供されなかったり，二次被害を受けることが，その後の精神状態にも影響を与えます．

　そのため，医療者が性暴力被害により影響を受けている人を正しく理解することが，その後の回復を支えることにつながります．そのためにも，性暴力によりトラウマを受けた人の心理や行動を理解しておくことが必要です．

（1）トラウマとは何か，トラウマを引き起こす出来事とは何か

　トラウマとは，予測不能で，個人がもっている対処方法では対処ができないほどの出来事から受けた心や身体の反応のことをいいます．心や身体の反応は長期的に続き，日常生活，社会生活にも影響を及ぼしていきます．

　予測不能で対処ができないほどの出来事とは，地震や台風，洪水，噴火，竜巻などの自然災害，自動車，航空機事故，鉄道事故などの交通事故，親しい人の予期せぬ暴力的な死（例えば，犯罪事件で家族を殺される，交通事故で家族を亡くすなど），レイプ，年齢不相応な性的体験への曝露などの性犯罪被害，児童虐待，重い病気，などが挙げられます．

　アメリカ精神医学会の「DSM-5　精神疾患の診断・統計マニュアル」[1]において，トラウマの心理的反応の1つであるPTSDの基準Aでは，トラウマを引き起こす出来事について，実際にまたは危うく死ぬ重傷を負う，性的暴力を受ける出来事を直接経験するか，目撃するか，耳にする，あるいは不快感を抱く細部に繰り返しまたは極端に曝露される体験と記されています．

　このように，DSM-5においては，トラウマを引き起こす出来事の1つとして，具体的に，「性的暴力を受ける出来事」が明記されています．さらに子どもの場合は，脅されたり暴力や外傷を伴わない場合でも，発達的に不適切な性体験はトラウマを引き起こす出来事となります．また，直接経験しなくても，家族や友達が経験した暴力的で悲惨な出来事を目撃したり，知ることも含まれます．

　性暴力は，脅されたり，暴力を振るわれない場合でも，恐怖，無力感，戦慄を感じ，自分の身体の安全が脅かされる危機を体験し，その出来事が終わった後も影響が残ります．性暴力はトラウマを引き起こす危機的な出来事なのです．

　　　　　　　　　　　　　　　　　　　　　2 ｜ 性暴力の精神的・心理的影響　　071

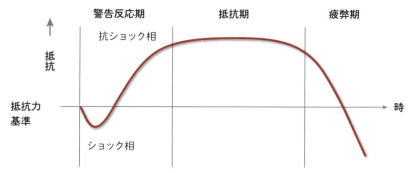

図5 セリエのストレス反応の3相期
(Selye H : The Stress of Life. McGraw-Hills Book, 1978/杉 靖三郎, 藤井尚治翻訳：セリエ現代社会とストレス. 法政大学出版局, 1988を参考に作成)

(2) 性暴力被害直後のトラウマ反応とその経過

　性暴力被害という衝撃的で圧倒的な出来事が起これば，誰でもトラウマ反応を生じます．これは，自分の身を守るために起こる自然な反応と考えられます．1カ月以上たった後もトラウマの症状で苦しみ，悩んでいる人もいます．

　性暴力被害を経験すると，どのようなトラウマ反応が起こるのでしょうか．ハンス・セリエのストレス反応の3相期（図5）に照らして，トラウマ反応とその経過をみていきましょう．

① 警告反応期の反応

　予測不能で対処ができないほどの危機的な出来事に遭遇すると，いわゆる Freeze（凍結）反応が起きます．この反応は，身体や心の反応を麻痺させ，感じないようにすることで危険から身を守る反応です．セリエのストレス反応の警告反応期のショック相にあたります．生理的反応としては，危機に対応できずショックを受けている状態で，自律神経系のバランスは崩れ，心拍・血圧・体温・血糖値は低下し，筋肉の緊張は弛緩します．

　この状況が続くと，解離という反応が起こってきます．解離は，人間の感情や感覚や知覚や記憶の一部を自分自身から切り離すことによって自分を守る人間の機能の1つです．今起こっていることが現実ではないという感覚，何も感じず，ずっと出来事を体験していたという感覚，被害を受けている自分を上からみているような感覚，痛みの感覚がなくなったというような反応が起こります．一方，身体はショックで固まり上手く動かすことができないため，抵抗することや逃げることができません．声も出すことができず，助けを呼ぶことができません．解離は，出来事が起こった直後からおさまっていくこともありますし，2〜4週間でおさまっていくこともありますが，長く続く場合は，解離症状として生活に支障をきたします．

　このようなショック相に対し，生体は防御のためにすぐ闘ったり逃げたりできるよう，身体的な準備を整え，抗ショック相に移行していきます．アドレナリンが分泌さ

れ，交感神経の活動が活発になり，心拍，血圧，体温は上昇し，筋肉は緊張します．被害中に抗ショック相に移行すると，抵抗力も回復し，相手に対し抵抗したり，逃走したり，助けを呼んだり，犯人を説得して被害を最小限にしようと努めることができるようになりますが，実際は，物理的に抵抗不可能な状態にされてしまい抵抗は困難です．また，この時期は，アドレナリンの分泌が亢進することにより，怒りや恐怖の情動も現れます．恐怖を感じる体験が，特殊な記憶のネットワークを生じ，体験した時の知覚，感情，認知，思考を外傷的な記憶として強く残ります．この強化された外傷性の記憶は，時間が経っても鮮明で，想起に苦痛であり，言葉になりにくいという特徴があります．性暴力被害者は，この時期に残される外傷性の記憶を，その後コントロールすることができず，向こうから侵入してくるように再現されます．映像や音として，においとして思い出されたり，夢の中に現れることもあります．恐怖など強い感情とともに思い出されることもあります[2]．これが再体験の症状です．

② 抵抗期の反応

ショック相，抗ショック相を経ると抵抗期へと移行します．この時期は，副腎皮質ホルモンが分泌され，身体の抵抗力が高まりますが，身体のストレス反応は続き，警戒態勢を取ったままであるため過覚醒の状態になります．このとき性暴力被害者は，暴力被害の出来事が終わったあと，何事もなかったかのように通学したり，通勤したり，これまでと同じような行動をとっていますが，不眠であったり，神経が過敏になりちょっとしたことでどきっとしたり，物音に敏感になったり，怒りっぽくなったり，物事に集中することができなくなります．また，過覚醒により，事件のことを話し続けたり，陽気で活発にみえることもあるかもしれません．この時期は，否認，怒り，自責感などさまざまな反応や，それらの反応を引き起こさないよう回避反応が現れます．

再体験が起こっていたり，出来事に関することに少し触れたときに，危険な状態と感じ過覚醒の反応が起こると，恐怖感が増し，人にも会いたくない状態となります．出来事に関係することを少しでも思い出すことがつらく，苦しいため，その出来事を思い出さないように努力する反応がみられます．これが回避です．回避は，出来事のことを考えない，出来事の場所に近づかないなどの行動に現れますが，このことにより行動範囲や活動が減少していきます．孤立し，誰も信じられなくなることにより人間関係にも影響を及ぼしていきます．

③ 疲弊期の反応

抵抗期には，さまざまな心理反応や行動が現れますが，活動と休息のバランスが崩れ，頑張りすぎることでエネルギーは枯渇し，再び抵抗力が低下する疲弊期に移行していきます．日常生活，社会生活にも影響を及ぼし，PTSDや抑うつ状態に陥っていきます．

被害者が示す心理や行動は，被害の大きさや頻度，身体的反応と認知の相互作用，**被害後の再演**，再被害，支援状況により複雑な経過をたどります．心理アセスメントを行う場合は，被害者が示す反応や行動のみならず，そのような反応や行動の背景にトラウマを引き起こす暴力があることに意識を向け，必要な情報を得ていくことが重要です．

NOTE
被害後の再演
一度受けた被害と同様の出来事を繰り返す，あるいは立場を変えて似た形で繰り返す．

（3）トラウマ反応の重症化，長期化に関連すると思われる要因

トラウマ反応を重症化，長期化させる要因（**表7**）について，小西[3]は性暴力被害の外傷性ストレス反応のリスクファクターチェックリストを用いています．これらの項目はトラウマから回復を促していくうえで重要な情報となります．トラウマの重症化と長期化を予防する介入が求められます．

（4）子どものトラウマ反応

子どものトラウマ反応は，表現方法が多彩にあり，反応自体が変化しやすく評価が難しいといわれています．また，言語の形成過程にあり表現することが難しく，断片的な表現になったり，出来事を否認したり，相手に話すことを禁止されているなどの理由で，見逃されがちです．そのため，子どもと関わる中で，子どもの行動や表情，態度など細かく観察し，子どものトラウマ反応をみつけていく能力が必要になります．

表7　トラウマ反応を重症化，長期化させる要因

項目	要因
被害の状況	事件の最中に身体的な暴力を受けた
	事件の最中に身体的な傷を負った
	事件の最中に凶器などで脅された
	事件が残虐，グロテスクである
	性暴力の被害だけでなく，監禁などの被害があった
	薬物の使用があった
事件・事件後の本人の様子	事件の間，直後の解離が起きている（健忘，離人，麻痺など）
支援の状況	家族，パートナーに知らせることができない
	理解し，助けてくれる人がいない
	警察や病院で二次被害を受けた
	警察での聴取が長時間にわたる
	裁判で証言が求められている
加害者の状況	加害者が事件を否認している
	加害者が事件後も脅している
既往歴／精神科通院歴	事件以前のトラウマがある
	事件以前の精神科通院歴がある

（小西聖子：性暴力被害．「心的トラウマの理解とケア」．厚生労働省　精神・神経疾患研究委託費外傷ストレス関連障害の病態と治療ガイドラインに関する研究班編，p.120，じほう，2001 を参考に作成）

子どものトラウマ反応は，単発の予期しない突然の圧倒的な出来事（単回性トラウマ）と慢性反復的に強い外傷性の出来事（慢性反復性トラウマ）に曝され続けた場合とで，症状の特徴に違いがみられます．しかし，単回性トラウマであっても，支援が十分に行われず症状が持続している場合は，再体験症状が繰り返し起こり，慢性反復的トラウマの反応が引き起こされることもあります．性暴力被害が家庭内で繰り返し起こったり，家庭内暴力などで被害を受けても誰にも言えない環境におかれると，子どものトラウマ反応からの回復を妨げるばかりか，再演，再被害などさらに症状を強めていくことになります．以下に，単回性トラウマと慢性反復性トラウマの反応を示します．

① 単回性トラウマによる反応

　再体験症状として，再演，ポスト・トラウマティック・プレイ（post-traumatic play），反復的行動がよくみられます．回避，麻痺症状としては，遊びの幅が狭まり，自分の将来が制限されてしまったように感じ，人，人生，将来に対する態度の変化がみられます．過覚醒症状として，神経が張りつめた状態となり，些細な物音に驚いたり，落ち着きがなくなったり，不眠などの症状がみられることがあります．解離症状としては，重要な出来事を覚えていなかったり，思い出せない，ぼんやりして夢を見ているように過ごす，幼い子どものように振る舞う，誰か空想の友達と話しているなどがみられます．

　子どものトラウマの特徴の1つである，ポスト・トラウマティック・プレイとは，トラウマとなった出来事そのものを遊びの中で再演することをいいます．具体的には，加害者に蹴られた子どもが人形を蹴る，性的虐待を受けた子が人形の股を棒でつつく行動などが遊びの中でみられます．また，性的虐待を受けた子と話をしていると，友達との遊んでいた話から，自分が大人からされたことをその友達からもされているかのような話になっていくこともあります．

② 慢性反復性トラウマによる反応

　性的虐待を含む子ども虐待など長期にわたり反復的に起こる出来事は，人と人との間，特に力関係のある大人と子どもという関係性の中で生じる出来事であり，事実を他者に伝えることができず支援を求めることが難しい状況にあります．子どもはそのような状況の中で，環境に適応するよう独特の行動パターンを学習していきます．

　また，子ども虐待は，連鎖という形で再演による再被害，再虐待，加害－被害の関係になりやすいなどの特徴があり，トラウマからの回復過程やその後の人生に大きな影響を及ぼします．

　単回性のトラウマによる病態と慢性反復性トラウマの病態は異なることがわかっており，複雑性 PTSD や DESNOS（Disorders of Extreme Stress not Otherwise Specified）という臨床的な症候群が提唱されています[4]．トラウマにより，感情面，身体面，行動面，認知面，関係性の側面，自己帰属の側面において何らかのきっかけで調節の障害が繰り返され，対人関係にも悪循環が生じていきます．

NOTE

DESNOS (Disorders of Extreme Stress, not Otherwise Specified)

児童虐待など長期反復的にトラウマを受けてきた人に起こるトラウマの診断概念のことである．心的外傷後ストレス障害（PTSD）より広範囲の症状（1．感情覚醒の統御における変化，2．注意や意識における変化，3．身体化，4．慢性的な人格変化，5．意味体系における変化）から成る．

性的虐待を受けた子どもは，慢性反復性に被害に遭遇していることが考えられるため，支援者は複雑なトラウマによる症状を認識し，虐待を受けた子どもに起こっていることを理解していくことが必要です．主な症状を**表8**に示します．

表8　性的虐待を受けた子どもにみられる主な症状

感情覚醒の統御における変化
　怒り，衝動（自傷や自殺），自分を危険にさらす行動化の3つの情動，衝動の自己調整障害が起こる．これらにより対人関係において被害者となったり加害者となりトラブルを起こしたり，再被害が起こりやすくなる．怒りが支援者に向けられることもある．

注意や意識における変化
　過剰記憶と健忘が現れる．忘れやすいか，異様に記憶力が発達し細かいことまで記憶しているのかのどちらかになっている状態．回復期になると物忘れがひどくなることがある．解離が起こり，いろいろな人格が現れる場合もある．

身体化
　自律神経系や免疫系の調節障害として身体症状が現れる．喘息，過敏性大腸炎から原因不明の慢性疼痛までさまざまな症状が起こる．

慢性的な人格変化
　子どもの不信は根深く，人との距離をうまくとることができず信頼関係を築きにくく治療関係を構築するのが困難という特徴がある．他者に子どもから過去の加害者を投影されることもある．

意味体系における変化
　絶望感と希望の喪失が起こる．何かを信じること，希望を持ち続けることができなくなり，対人関係を築くことができず，抑うつに陥りやすくなる．

3 トラウマ記憶とPTSDの神経生理

　近年の研究によって，PTSD症状の神経生理学的メカニズムがあきらかになりつつあります．DSM-5の診断基準となっている悪夢や再体験（フラッシュバック）などの侵入症状（基準B），回避行動（基準C），過覚醒（基準E），とくにトラウマ後の特有の認知や感情の変化（基準D）に関する病理が，脳の神経活動として科学的根拠をもって説明できるようになってきています．

（1）トラウマ記憶の特徴

　トラウマに関する記憶は，日常的な記憶とは明らかに異なっています[5, 6]．通常の記憶であれば，私たちはある程度意図的にコントロールすることができます．

　ところが，トラウマ記憶は，コントロール不能です．自分の意志とはかかわりなく，突然その場面が侵入してきて，恐怖や苦痛を伴って記憶が鮮明に想起されます．そして同時に，発汗や動悸などさまざまな身体的症状（自律神経症状）を呈します．この記憶は追い出したくても頭から離れず，侵入的な想起が繰り返されます．このトラウマ性記憶は無時間性で，30年前のことも数週間前のことも同じように，今ここで起こっているかのように鮮明に想起されます[7]．トラウマ記憶は本来意識して語ることができる長期の陳述記憶なのですが，実際には記憶は断片的で時系列にならず，自分でも何が起こっているのかわかりません．当然ながら，他者に言葉にして伝えることは非常に困難です．フラッシュバックといわれるこの現象は，再体験という心的外傷後ストレス障害（PTSD）を特徴づける代表的症状です[5]．

（2）トラウマ記憶の成立のメカニズム

　このようなトラウマ記憶は，日常のストレスのみでは生じません．それは"人間の精神にとっての圧倒的な経験（個人の対処能力をこえた経験）[7]"，"人の中枢神経を震撼させるような経験[6]"により引き起こされます．

　近年，このようなトラウマ記憶を生ずるような経験は，中枢神経系に具体的な病変をきたすことが明らかになってきました[7]．かつては，PTSDについては，PTSDになる人とならない人がいることから，PTSDを発症したと言っても疑念をもたれることが多く，結局「こころが弱い」と個人の特性にされたり，ストレスに対する正常な反応だから「病気ではない」と言われたりする[8]こともありましたが，近年**PTSDの症状についての科学的根拠**が示されるようになり，とくに，トラウマ後の特有の認知や感情の変化に関する病理が脳の神経活動として具体的に説明できるようになっています．PTSDの症状として現れているうつや攻撃性といった感情面の変化や周囲の人たちと異なった認知は，対人関係のトラブルを起こしやすく，支援を必要とする時期にある被害者を孤立に追い込んできました．幼少期の虐待やDVなど，長期間繰り返される暴力の被害者にみられる複雑性PTSDの理解には，このようなトラウマ記憶の成立のメカニズムを知っておくことが欠かせません．

> **NOTE**
> **PTSDの症状の科学的根拠**
> 記憶は種類別に脳の異なる部位で行われていることがわかっている．今日では，記憶に関与する脳の部位をPET（ポジトロンコンピューター断層撮影）やfMRI（機能的磁気共鳴画像）で検出することができる．これによりトラウマに関する記憶についての理解もさらに深まりつつある．

| 2 | 性暴力の精神的・心理的影響　**077**

(3) トラウマ記憶にかかわる大脳辺縁系と神経内分泌系（図6）

　トラウマに関する記憶が，心身に焼き付いてしまう過程には，生存のための本能行動や情動形成を統御している大脳辺縁系 limbic system と視床下部 hypothalamus が大きく関与しています．

　大脳辺縁系は脳幹近くに位置し，系統発生的には古い大脳皮質である海馬 hippocampus，扁桃体 amygdala，歯状回 dentate gyrus，帯状回 cingulate gyrus などで構成されています．特にトラウマ記憶に関連しているのが扁桃体と海馬です．

　扁桃体は，恐怖や怒りの情動に関わっています．扁桃体は外部からの刺激を認知し，自律神経に関わる視床下部を経由して行動につなげるため，この過程は，散瞳や血圧上昇といった交感神経刺激反応を伴います[9]．

　海馬は陳述記憶の固定に関わり，特定の日時や場所で経験した個人の記憶を，そのときの感情と一緒にひとまとまりのエピソード記憶として残す機能をもっています．トラウマ体験の際には，扁桃体が過剰に腑活化されるため，怒りや恐怖といった感情の記憶が深く刻まれる一方で，海馬の働きが抑制されてしまうため，ひとまとまりの時系列のエピソードにならず，断片的な内容の寄せ集め状態のあいまいな記憶として残ることになります．あるいは，全く思い出せない記憶になってしまうこともあります．繰り返しフラッシュバックを起こして深く刻まれた記憶を鮮明に想起し，交感神経刺激症状が身体に現れているのに，実際に起こったことについてはよくわからないという状態になるのはこのためです．このような，エピソード記憶の障害は，トラウマ体験直後でも，体験後長期間経過した後でも，同様にみられます[10]．

　トラウマ体験のストレス刺激によって，常に交感神経の活動が高い状態では，フラッシュバックが起こると，すぐに生体は身体防御の体制に入ることはできますが，

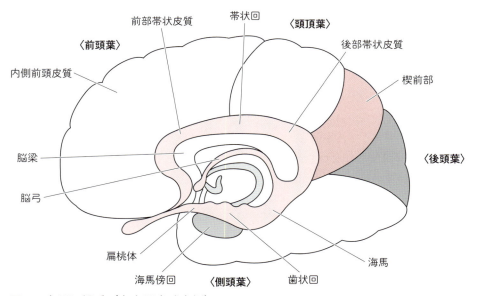

図6　大脳辺縁系（右大脳半球内側）

これが，"記憶するべき警告"として，トラウマ記憶をさらに強固にしています．心臓や高血圧の治療薬としてよく知られているアドレナリンβ受容体遮断薬が症状の軽減に効果があるのは，交感神経の活動を抑え，血中コルチゾール濃度を上昇させることで，同時に不快な記憶の固定化を妨げる薬理作用によるものです．

（4）トラウマの神経生理

PTSD の症状を理解するために，過去 20 年間，PTSD の機能的神経解剖についても多くの研究がなされてきました．近年の科学の進歩により，大規模な脳ネットワークの存在が報告されています．

Lanius らは[11]，3 つのネットワークからなる大規模神経ネットワーク（内発的ネットワーク）が，PTSD 患者が抱える，集中力や覚醒度の調整困難，自己の感情や自己への気づきの困難，社会的な情動の処理の困難に，統合的に関わっていることをつきとめました．そして，これを根拠に，心理的トラウマとその膨大な臨床像を理解するための新パラダイム Social Cognitive and Affective Neuroscience（SCAN）-informed approach を提案しています．

内発的ネットワークとよばれる大規模神経ネットワークは，顕著性ネットワーク（salience network：SN），中央実行ネットワーク（central executive network：CEN），デフォルトモードネットワーク（Default mode network：DMN）という 3 つのネットワークで構成されています．

これらのネットワークを構成する脳領域は，PTSD の神経回路との関連があるとされていましたが，fMRI の解析により，PTSD 患者では，3 つのネットワークの機能的接続に変化があることが明らかになりました．接続パターンが変化し，実質的に健常時と異なった神経ネットワークが動員されることにより，認知や情動調整に影響をもたらしていると考えられています[12]．

① 自己の関連づけ処理の障害と脳のデフォルトモードネットワーク（DMN）

PTSD 患者の多くに自己関連づけ処理の障害がみられます．自己を客観的に振り返り，関連づけるためには，しっかりとした**自己感**が必要です．自己感がその人の行動や社会的な関わりを誘導しています．トラウマ的な出来事は，それまでその人が信じていた安全な世界観，自分と家族・友人・社会とをつないでいた感情の絆を根底から覆すものです．そして，それまで周囲の人々との人間関係において形成されてきた自己という心理的構造に対する信頼も失われます．脳のネットワークのひとつである DMN は，このような PTSD における自己感の変化や自己との関連づけ能力の低下に関連しています．

自己の関連づけは，立体認知や身体認知とも関連しています．自己をとらえ内省することで，人はその瞬間に存在し，自己認識することができます．しかし，心的トラウマを受けたときには，受け入れがたい現実を乗り切るために，解離という方法で，あえて自己内省能力を制限します．そのため自己感が揺らいでいきます．心的トラウマによる自己感の変化の特徴は自己の断片化と自己嫌悪です．鏡に映っている自分の

NOTE
自己感

自己感とは，身体感覚，記憶，言語，社会とのつながりなどさまざまな側面に関する自己の認識が統合されてできあがっているもので，人間の成長発達とともに形成される．頭頂連合野が障害されると，物に触れてその立体的な構造を認知することができなくなる（立体認知不能）．また，自分自身の身体や周囲の空間を無視してしまったりする（身体認知不能）．心理学や精神医学領域で扱われてきた自己感は，自己の統合に関する脳神経のネットワークの存在について科学的探究が始まっている．

| 2 | 性暴力の精神的・心理的影響　**079**

ことがわからなくなったり，また，モンスターに見えて恐ろしくなることもあります．DVや子ども虐待など，長期間繰り返し暴力を受けた複雑性PTSD患者では，加害者はイメージの中でモンスターになっていることがよくあります．一方，イメージの中の自分は等身大ではなく，とても小さく見えて，さらに無力感を募らせているということが起こります．

4 トラウマによる認知と気分の変化

（1）自己と感情の調整障害

自己と感情の調整障害は，慢性的な対人関係および発達段階でのトラウマがある人々に共通の臨床所見です．PTSDにみられる感情調整の障害（DSM-5でのPTSDの診断基準Dに相当する）は，単に恐怖だけではなく，怒り，罪悪感，恥といった多様な感情に及びます．感情調整のためには，まず自己の主観的な感情や行動に気づくことが必要になります．さらに，他者の感情にも気づくこと，自己が経験している内的感情を振り返ることで，感情の調整が可能になります．

① PTSDにおいて感情調整困難に陥るプロセス

PTSDにおいて感情調整困難に陥るプロセスには，以下の2通りがあります[1]．

a．反応の一般化の感情調節障害

トラウマ記憶に関連した“恐怖”状態によるストレス感作と刺激に反応して，再体験（フラッシュバック）のスイッチ（kindling）が入ってしまいます．トラウマ的出来事の再体験は，侵入的に繰り返されて，起こるたびに記憶は強化されていきます．最初はトラウマ記憶に関連した神経回路との関連で起こっていた反応は，より反応しやすくなり，さらに近隣の神経回路へ拡大していくと考えられています．これが，一見トラウマ記憶とは関連がないようにみえるささいな物事に反応して起こる反応の一般化です．怒り，悲嘆，麻痺，解離なども，直接関連があるかどうか，現実に起こっているかどうかという区別なく，同様に反応（一般化）してしまい調節が困難です．

b．感情と覚醒を調整する神経システムの発達が不適切

幼少期の環境において，反応してくれる愛着対象が得られない，**マルトリートメント**の環境では，感情と覚醒を調整する神経システムが適切に機能しないため，感情調節障害が起こります．具体的には，トラウマ的な出来事による脅威に対して，身体的覚醒をうまく調整ことが困難になります．これがさらにトラウマとなって悪化していきます．ネグレクト，身体あるいは性的虐待，複数マルトリートメント，早期からのマルトリートメントは直接的に感情調節障害と関連していることが報告されています．

NOTE
マルトリートメント

マルトリートメント（Child maltreatment）と子ども虐待（Child abuse）は，同義に用いられているが[13]，子ども虐待といった場合にはネグレクトの認識が薄い傾向がある．虐待とネグレクトの総称として使用されるようになったマルトリートメントの方が虐待をより広義にとらえているといえる．Centers for Disease Control and Prevention（CDC）のマルトリートメントの定義[14]には，18歳未満の子どもに対する，親あるいは養育者（牧師，コーチ，教員，なども含む）によるすべてのタイプの虐待とネグレクトが含まれている．虐待には身体的，性的，心理的虐待が，ネグレクトには身体的，心理的な内容に加え，医療および歯科衛生，教育面のネグレクト，そして，不適切なsupervision（監護や保護）や子どもを暴力的な環境に置くことも含まれている．これらは，日本の児童虐待防止法における子ども虐待の定義と同じである．不適切な監護や保護についても，児童福祉施設の長や職員に適用されている．今日では，人身取引や貧困などによる構造的な社会状況もマルトリートメントとして検討されている．

---

080 ｜ 第2編 ｜ フォレンジック看護に必要となる重点知識

② PTSD における感情麻痺と感情失調 （alexithymia）[1]

a. 感情麻痺

　感情麻痺の症状は，ほとんどの PTSD 患者にみられ，しかも予後が悪い指標の代表的なものです．PTSD 患者では，感情麻痺に関連する脳の部位で，背内側前頭皮質（dorsomedial prefrontal cortex）の，高位の情動機能である内省と**メタ認知**に関わる部位で活性が低下していることがわかっています．たとえば，PTSD の場合，他者から賞賛される場面，拒否され批判される場面のいずれをイメージしても，背内側前頭前皮質の活性は低下していました．まるで気持ちも感情も経験していないように感じる，感情が凍りついている，スイッチが切れたよう，自分の感情が切断されている，何を感じればいいのかわからない，言葉が出ない，などと表現されます．

b. 感情失調

　感情失調（アレクシミア）では，自己の感情の状態を具体的に説明することが困難になります．症状としては，自分が感じている感情について全くつかめない，感じていることを言葉で伝えることができない，などと表現されます．さらに，感情がない，ロボットのよう，まるで生きながら死んでいるよう，身体は麻痺しているような感じ，霧の中にいるようなど，感情麻痺の概念と重なる部分もありますが，感情失調では，感情の自己認識に関わる腹内側前頭前皮質（ventromedial prefrontal cortex）が関連していると考えられています．涙を流したり，心拍数が上がるなどの精神身体症状として表現されても，自分にとってそれが何を意味するかといった自己の感情については気づきません．感情失調では，前部島の活性化が低いために，感情を把握しラベリングできない状態になります．しかし同時に，感情調整の役割をもつ右内側前傍回（right interior frontal gyrus）でも活性が低下していることから，感情失調は感情の調整障害と捉えることもできます．

（2）PTSD における高度な心理的機能の障害

① 社会的感情処理の障害

　社会的感情には，賞賛，感謝，共感，プライドなど陽性の刺激と，怒り，侮辱，敵意，罪悪感，恥などを惹起する，陰性の刺激があります．これらを扱うには，自分に関連した刺激と他者の考えをアセスメントし，自己の思考や行動を客観的に把握し認識する，メタ認知処理が必要です．また人は社会生活の脈絡から離れた環境でも陽性な刺激を受けますし，山歩きで熊に遭遇したり，ケガをして動けなくなったりするなどのような脅威的な環境で陰性感情を経験します．自己と他者がいる状態や，精神状態・信念などを理解し，他者の意図，思い，希望を理解するといった，自己関連づけの作業を行う脳の部位は，社会的感情を処理する過程で効果的に活性化されます．PTSD では，社会的感情処理に関連する脳（背内側前頭前野皮質，側頭極，扁桃体）の活性パターンが変化してしまっています．

　これらは，恐怖・戦慄・怒り・罪悪感といったしつこく続き，なかなか消えない陰

NOTE メタ認知

人間が自分自身を認識する時に，自分の思考や行動を客観的に把握し認識すること，およびそれを行う能力のこと．

NOTE ラベリング

ここでは，悲しい，うれしい，つらい，など，自分が感じている感情にあてはまる言葉を割り当てて表現すること．

性感情や，活動への関心や参加の減退，陽性感情を持続的に経験できないなどの症状につながっています[11]．

具体的な症状として，「私のこころは死んでいる」「自分自身がもうわからない」「物体になったよう」「2度と普通の感情をもてない」「永久に悪い方に変わってしまった」「私に将来はない」というような認知の歪みがみられます．

さらに，受け入れがたい現実からの解離で揺らいだ自己感が，アイデンティティ障害に関連していきます．基本的に自己感がない状況では，強い自責から加害者に罪を犯させては申し訳ないと感じていたり，加害者に共鳴してそのアイデンティティになってしまったりすることもあります．無力感と卑小感は自己の価値を低下させるので，自分自身は守る価値のないものとなり，その後の被害に遭いやすくなります[3]．恥の感覚は，被害者が所属する社会にある性暴力被害者像にあてはめて自己をとらえ，恥ずかしいと強く思います．その恥は劣等感，絶望感，自己嫌悪感を募らせ，社会からさらに引きこもって孤立していきます．

② 社会認知（social cognition）

PTSD患者は社会認知プロセス中に異常な神経反応を示すことが報告されています．たとえば，小児期に虐待された人にとっては，直視（アイコンタクト）は脅威として受け取られます．"不名誉な自分を恥じていることを知られたくない""見ないでほしい"と，自分の心の中を見られることを極度に恐れています．そして，他人が純粋無垢にみえ，自分も何もなかった時に戻りたいという気持ちを感じています．

DMNは社会認知や社会的相互作用においても重要な役割を担って関わっています．直視のプロセスは，最初は，上丘（superior colliculus：SC），中心灰白質（periaqueductal gray：PAG），視床枕（pulvinar）と扁桃体などを含む，潜在的で自動的な皮質下の経路によって検知され，その後，社会認知に関わるより高次の皮質領域の活性化を調整しています．基本的には，この上位にある高次の領域が活性化しないと相手の気持ちをわかることはできません[11]．

相手の意図や感情を特定するための，重要な要素がアイコンタクトです．社会的認知プロセスは，相手の眼を直視することで引き起こされ，注視の視線を反らすと，そのプロセスは起こりません[12]．

小児期の虐待やネグレクトは，オキシトシンの減少と密接に関連しています．オキシトシンはストレスや不安に対応して，人とのつながり（愛着），社会的な支援を求めて他者への視線を増やし，社会的な親和性を高めます．このようなPTSDによる社会認知の病理は，世代を超えて，影響を与えていることが懸念されています．

5 トラウマ体験による症状（PTSD）

PTSD の症状は，トラウマ体験に対する精神神経生物学的反応であり，アメリカ精神医学会の「DSM-5　精神疾患の診断・統計マニュアル[1]」の PTSD 診断基準では，基準 B：侵入症状，基準 C：持続的回避行動，基準 D：認知と気分の陰性変化，基準 E：覚醒度と反応性の著しい変化に分類されています（**表9**）．

ここでは，事例とともに，PTSD の症状の説明をしていくことにします．

（1）PTSD の診断基準とその症状

●上司によるレイプの事例

Aさんは，現在30歳です．23歳の時，職場の上司にレイプされました．上司のことはやさしく頼りがいがあると，尊敬していました．ある日，上司に誘われて食事に行き，お酒も飲みました．Aさんの自宅のアパートはちょうど上司の自宅の通り道にあり，トイレを貸してほしいと言われ，部屋の中に入れたところ，いきなり押し倒されて，レイプされました．予想もしなかった出来事に，何が起こったかわからず，頭が真っ白になりました*．Aさんは叫びたかったのですが，声も出ず，手足も身体も固まって動くこともできませんでした．被害後，どのくらい時間が経ったかわかりませんでした．とにかくシャワーを浴び身体を何度も何度も洗いました．誰にも言えませんでした．一週間ほどたってから母親に話したら，「どうして男の人を家に入れたの？　隙があったのよ」と言われました．

① 基準 B：侵入症状

悪夢・フラッシュバック・解離症状などによるトラウマ的出来事の再体験です．

Aさんは，被害に遭って以来ほぼ毎晩，苦痛を伴う夢を見ます．夢の中で同じようなことが起こっていて，目が覚めると汗びっしょりになっています．レイプされた時の一場面が，ありありとした映像として，昼夜を問わず勝手に頭の中にとびこんできます（フラッシュバック）．それがあまりに鮮明なので，本当に再びレイプされているように感じることもあります．感じるだけでなく現実として，実際に起こっているかのようにフラッシュバックします．しかし，自分の感じ方や体験を自分の力でコントロールすることができません．

Aさんは，トラウマの体験があまりに衝撃的だったため整理がつかず，訳がわからない状態にあります．

② 基準 C：持続的回避行動

Aさんは，事件以来，男性が怖くなってしまいました．電車に乗っても，隣に男性が座ると恐くて動悸がします．「そんなこと（レイプ）は起こらない」と，考えないようにしています．また，レイプされたことに関連した苦痛な記憶，思考，感情に

> **NOTE**
>
> ＊生存のための本能行動は，「闘争（fight）−逃走（flight）反応」として説明されますが，レイプの被害者によくみられる硬直（freeze）あるいは持続性不動状態（Tonic immobility：TI）[10]という現象も同様に，自己防衛反応である．つまり，生存のための本能行動としての生物学的・自律的反応であり，被害者が選択した行動ではない．しかし，Freeze してしまった被害者はそうは思えず，断片化してしまった記憶とともにさらに混乱し，根深い罪悪感や恥となっていく．

| 2 | 性暴力の精神的・心理的影響　　083

表9　心的外傷後ストレス障害（Posttraumatic Stress Disorder）診断基準　309.81（F43.10）

心的外傷後ストレス障害

注：以下の基準は成人，青年，6歳を超える子どもについて適用する．6歳以下の子どもについては後述の基準を参照すること．
A．実際にまたは危うく死ぬ，重傷を負う，性的暴力を受ける出来事への，以下のいずれか1つ（またはそれ以上）の形による曝露：
　（1）心的外傷的出来事を直接体験する．
　（2）他人に起こった出来事を直に目撃する．
　（3）近親者または親しい友人に起こった心的外傷的出来事を耳にする．家族または友人が実際に死んだ出来事または危うく死にそうになった出来事の場合，それは暴力的なものまたは偶発的なものでなくてはならない．
　（4）心的外傷的出来事の強い不快感をいだく細部に，繰り返しまたは極端に曝露される体験をする（例：遺体を収集する緊急対応要員，児童虐待の詳細に繰り返し曝露される警官）．
　　　注：基準A4は仕事に関連するものでない限り，電子媒体，テレビ，映像，または写真による曝露には適用されない．
B．心的外傷的出来事の後に始まる，その心的外傷的出来事に関連した，以下のいずれか1つ（またはそれ以上）の侵入症状の存在：
　（1）心的外傷的出来事の反復的，不随意的，および侵入的で苦痛な記憶
　　　注：6歳を超える子どもの場合，心的外傷的出来事の主題または側面が表現された遊びを繰り返すことがある．
　（2）夢の内容と情動またはそのいずれかが心的外傷的出来事に関連している，反復的で苦痛な夢
　　　注：子どもの場合，内容のはっきりしない恐ろしい夢のことがある．
　（3）心的外傷的出来事が再び起こっているように感じる，またはそのように行動する解離症状（例：フラッシュバック）（このような反応は1つの連続体として生じ，非常に極端な場合は現実の状況への認識を完全に喪失するという形で現れる）．
　　　注：子どもの場合，心的外傷に特異的な再演が遊びの中で起こることがある．
　（4）心的外傷的出来事の側面を象徴するまたはそれに類似する，内的または外的なきっかけに曝露された際の強烈なまたは遷延する心理的苦痛
　（5）心的外傷的出来事の側面を象徴するまたはそれに類似する，内的または外的なきっかけに対する顕著な生理学的反応
C．心的外傷的出来事に関連する刺激の持続的回避，心的外傷的出来事の後に始まり，以下のいずれか1つまたは両方で示される．
　（1）心的外傷的出来事についての，または密接に関連する苦痛な記憶，思考，または感情の回避，または回避しようとする努力
　（2）心的外傷的出来事についての，または密接に関連する苦痛な記憶，思考，または感情を呼び起こすことに結びつくもの（人，場所，会話，行動，物，状況）の回避，または回避しようとする努力
D．心的外傷的出来事に関連した認知と気分の陰性の変化．心的外傷的出来事の後に発現または悪化し，以下のいずれか2つ（またはそれ以上）で示される．
　（1）心的外傷的出来事の重要な側面の想起不能（通常は解離性健忘によるものであり，頭部外傷やアルコール，または薬物など他の要因によるものではない）
　（2）自分自身や他者，世界に対する持続的で過剰に否定的な信念や予想（例：「私が悪い」，「誰も信用できない」，「世界は徹底的に危険だ」，「私の全神経系は永久に破壊された」）
　（3）自分自身や他者への非難につながる，心的外傷的出来事の原因や結果についての持続的でゆがんだ認識
　（4）持続的な陰性の感情状態（例：恐怖，戦慄，怒り，罪悪感，または恥）
　（5）重要な活動への関心または参加の著しい減退
　（6）他者から孤立している，または疎遠になっている感覚
　（7）陽性の情動を体験することが持続的にできないこと（例：幸福や満足，愛情を感じることができないこと）
E．心的外傷的出来事と関連した，覚醒度と反応性の著しい変化．心的外傷的出来事の後に発現または悪化し，以下のいずれか2つ（またはそれ以上）で示される．
　（1）人や物に対する言語的または肉体的な攻撃性で通常示される，（ほとんど挑発なしでの）いらだたしさと激しい怒り
　（2）無謀なまたは自己破壊的な行動
　（3）過度の警戒心
　（4）過剰な驚愕反応
　（5）集中困難
　（6）睡眠障害（例：入眠や睡眠維持の困難，または浅い眠り）
F．障害（基準B，C，DおよびE）の持続が1カ月以上
G．その障害は，臨床的に意味のある苦痛，または社会的，職業的，または他の重要な領域における機能の障害を引き起こしている．
H．その障害は，物質（例：医薬品またはアルコール）または他の医学的疾患の生理学的作用によるものではない．
▶いずれかを特定せよ
　解離症状を伴う：症状が心的外傷後ストレス障害の基準を満たし，加えてストレス因への反応として，次のいずれかの症状を持続的または反復的に体験する．
　　1．**離人感**：自分の精神機能や身体から遊離し，あたかも外部の傍観者であるかのように感じる持続的または反復的な体験（例：夢の中にいるような感じ，自己または身体の非現実感や，時間が進むのが遅い感覚）
　　2．**現実感消失**：周囲の非現実感の持続的または反復的な体験（例：まわりの世界が非現実的で，夢のようで，ぼんやりし，またはゆがんでいるような体験である）
　　注：この下位分類を用いるには，解離症状が物質（例：アルコール中毒中の意識喪失，行動）または他の医学的疾患（例：複雑部分発作）の生理学的作用によるものであってはならない．
▶該当すれば特定せよ
　遅延顕症型：その出来事から少なくとも6カ月間（いくつかの症状の発症や発現が即時であったとしても）診断基準を完全には満たしていない場合

（日本精神神経学会（日本語版用語監修），高橋三郎，大野裕（監訳）：DSM-5精神疾患の診断・統計マニュアル．pp.269-270，医学書院，2014．）

084　│第2編│フォレンジック看護に必要となる重点知識

ついても，考えないように，感じないようにしています．それらを思い出させるような場所，時間，会話，物などを避けています．その後次第に夜間アパートで一人過ごすのが苦痛になってきました．

Aさんは，トラウマによる苦痛を何とかしようと，レイプ被害を思い出すものをすべて避けています．

このような回避が長引くと，感情麻痺につながり，陰性の感情も陽性の感情も麻痺していきます．

③ 基準D：認知と気分の陰性変化

Aさんは，「自分の安全や世界についての見方が変わってしまった」「自分の体，感情，考え方が変わってしまった」と感じています．「私はこんなにつらい目に遭ったのに，どうして皆そんなに楽しそうなのだろう」「不公平だ」「まるで違う世界に住んでいるみたい」「何も信用できるものはない」とも思います．突然，訳もなく恐怖や不安に襲われることに加えて，怒り，戦慄，罪悪感，恥といった陰性の感情が根深く続いています．従来は多趣味だったAさんですが，レイプ被害以降，何をやっても楽しめなくなってしまいました．レイプに遭っても硬直して何もできなかったAさんは，自分を恥じています．「加害者を撃退するべきだった」「自分がバカだったから被害に遭った」「あそこで家に上司を入れなければよかった」「そもそも食事に行ったりしたから……」などと，自分を苦しめる考えにとらわれています．

④ 基準E：覚醒度と反応性の著しい変化

覚醒が高まったAさんは，いつもびくびくした様子で，そわそわしたり，震えたり，ちょっとした物音で飛び上がるほど驚いたりします．睡眠も浅く，苛立ちが抑えられないときもあります．Aさんは，「あの出来事で自分の一部は死んでしまった」と感じています．自殺未遂もしました．認知の歪みに加えて，攻撃性，怒り，苛立ちが増し，職場での人間関係が悪化しました．孤立してサポートが得られないままうつ状態になりました．集中困難で必要な書類が読めない，会話についていけない，人に言われたことが思い出せないという状況では，同僚や上司も信頼して仕事を任せることができません．そのため，職場での信頼も薄れ，結局Aさんは仕事を辞めざるを得ない状況になってしまいました．

⑤ 解離症状

Aさんは，いつも頭がぼんやりして，何となく夢なのか現実なのかはっきりしない時があります．レイプについても，時々「あれは本当に起こったのだろうか」と思ったりします．

性暴力の被害者にあらわれるこのような急性ストレス反応は，被害直後からみられます．すぐにレイプクライシスセンターで配慮の行き届いた支援が得られたとしても，さまざまな形で2次被害を受けることが多いためか，1カ月経過した後も反応はおさまらず，PTSD発症へと移行するケースはかなり多いと思われます．半年ほど経

NOTE

アウトリーチ

潜在的なニーズをもつ人々に支援を届けるために，支援側から手を差し伸べる手法をいう．行政の訪問支援などが主な例である．

過してから悪化する場合もあります．そのため，急性期のケア後最低1年は，支援者側からの積極的なフォローアップが必要といえます．誰にも言えずにPTSD治療につながらないまま長年社会からひきこもっている被害者も多いため，**アウトリーチ**も喫緊の課題といえます．

● 文献

❶性暴力によって生じる生活行動への影響
1) フェミニストセラピィ研究会：Working With Women─性暴力被害者支援のためのガイドブック．フェミックス，1999.
2) NPO法人 女性の安全と健康のための支援教育センター：性暴力被害者支援 その発展と継続─女性を中心にすえた支援の創設．2010.
3) 内閣府男女共同参画局：男女間における暴力に関する調査報告書 2015.

❷性暴力とトラウマ〜❺トラウマ体験による症状（PTSD）
1) American Psychiatric Association：Diagnostic and Statistical Manual of Mental Disorders：DSM-5, 2013/ 高橋三郎，大野 裕監訳：DSM-5 精神疾患の診断・統計マニュアル，pp.269-272，医学書院，2014.
2) 白川美也子：心への影響：PTSDとそのアプローチの実際．性暴力被害者支援看護職養成講座テキスト．pp.77-78，女性の安全と健康のための支援教育センター，2013.
3) 小西聖子：性暴力被害．厚生労働省 精神・神経疾患研究委託費外傷ストレス関連障害の病態と治療ガイドラインに関する研究班編，心的トラウマの理解とケア．p.120，じほう，2001.
4) 白川美也子：虐待被害を受けた人のメンタルヘルスと治療．小西聖子編，犯罪被害者のメンタルヘルス．p.179，誠信書房，2008.
5) 前田正春，金 吉晴：PTSDの伝え方：トラウマ臨床と心理教育．p.23，誠信書房，2012.
6) 岡野憲一郎：トラウマと身体症状．トラウマティック・ストレス，8(1)：11-19，2010.
7) 前掲書2)，pp.77-104.
8) 小西聖子：犯罪被害者の心の傷．増補新版，p.47，白水社，2006.
9) 大地陸男：12章脳の統合機能 生理学テキスト．第6版，pp.197-233，文光堂，2010.
10) Guez, J., et al. : Traumatic stress is linked to a deficit in associative episodic memory. Journal of Traumatic Stress, 24(3): 260-267, 2011.
11) R.A. Lanius, et al.: How understanding the neurobiology of complex post-traumatic stress disorder can inform clinical practice: a social cognitive and affective neuroscience approach. Acta psychiatrica Scandinavica, 124(5): 331-348, 2011.
12) R.A. Lanius：ルース・レニウス教授講演会：複雑性トラウマと自己 最新の脳科学・臨床研究の展望．pp.3-16，シーディングホープ，2014.8.31
13) 奥山真紀子：マルトリートメント（子ども虐待）と子どものレジリエンス．学術の動向，2010.4.
14) CDC : Child Maltreatment : Definitions, retrieved from http://www.cdc.gov/violenceprevention/childmaltreatment/definitions.html, National Center for Injury Prevention and Control, Division of Violence Prevention updated: March 16, 2015.

3 特別な配慮が必要な対象者

1 子どもへの支援

(1) 子どもの性暴力被害の現状

平成25（2013）年に警察が検挙した児童虐待事件（**表10**）では，482人の子どもが被害にあっており，このうち，強姦の被害は21人，強制わいせつの被害は20人にのぼっています[1]．しかし，この数字は警察によって検挙された数のみであり，実際に起こっている虐待被害の現状をそのまま反映しているとは言えません．欧米では，子どもの性的虐待が虐待全体の10〜20%を占めるとされています．しかし日本では性暴力被害は子ども虐待全体の3%程度で推移しています．これは，日本では性的虐待が見過ごされている可能性があります．子どもの性的虐待の暗数は2万件とみなす研究者もおり[2]，その被害状況は日常的に繰り返され，多重被害の危険性が高いことを指摘しています．最近はインターネット等による子どもの性被害の増加もあり，さらに憂慮される状況にあります．日本における子どもの性暴力被害状況は，表面化していないものがかなり多いことが推察できます．

性暴力被害へのワンストップセンターとして活動を行っている大阪SACHICOの

表10　児童虐待に係る事件検挙人員（被害者と加害者の関係別，罪名別）

（平成25年）

加害者	総数	殺人	傷害	傷害致死	暴行	重過失致死傷	強姦	強制わいせつ	保護責任者遺棄	逮捕監禁	その他
総数	482	32	211	13	90	–	21	20	20	4	84
父親等	371	11	164	11	70	–	20	20	8	3	75
実父	180	7	90	9	41	–	7	5	6	1	23
養父・継父	118	3	49	–	18	–	7	8	1	1	31
母親の内縁の夫	49	–	21	2	9	–	6	1	1	1	10
その他（男性）	24	1	4	–	2	–	–	6	–	–	11
母親等	111	21	47	2	20	–	1	–	12	1	9
実母	101	21	43	2	16	–	1	–	11	1	8
養母・継母	6	–	3	–	2	–	–	–	1	–	–
父親の内縁の妻	2	–	–	–	2	–	–	–	–	–	–
その他（女性）	2	–	1	–	–	–	–	–	–	–	–

（法務省：平成26年版　犯罪白書より）

平成 22（2010）年 4 月〜平成 26（2014）年 3 月の実績を見ると，初診 779 人中 6 割以上が未成年という状況です．同様に支援センターとして活動する SARC 東京の 2013 年の報告でも，産婦人科受診者 36 人中 3 割以上が未成年でした．

　また，被害を受けた年齢は乳幼児から 18 歳までと幅があります．

　平成 21（2009）年の児童相談所を対象にした調査報告では，合計 117 事例の性的虐待相談に対応し，対象年齢は小中学生が多く，圧倒的に女子の被害割合が高いのが特徴です．また，加害者が複数いる事例が多く，虐待期間が 3 年以上に渡る被害者は 4 割以上でした[3]．被害が明らかになったきっかけの大半は，子どもからの告白でしたが，より小さな子どもほど訴える表現力もありません．

　これらの実態報告から子どもの性暴力被害は，子どもが本来安心して過ごせるはずの生活圏内に存在することであるという認識が不可欠です．

　それゆえ，子どもの訴えに，大人が真摯に耳を傾けるということが重要となります．「被害を受けたというウソ」よりも「被害を受けていないというウソ」のほうが多いことを知っておく必要があります．子どもに関わる大人は，子どもの様子に注意を払い，子どものサインに対する感受性を高めておかなくてはなりません．

（2）子どもの性暴力被害の特性と特性に合わせたケア

① 子どもの被害の特徴

　子どもの受ける被害の特徴としては，他人からの 1 回の被害，家族や周囲からの複数で何年も続く被害，家庭内でドメスティック・バイオレンスなどの他の暴力関係の中で起きる性暴力被害があります．いずれの状況においても子どもへの心身や生活，成長発達に及ぼす影響は大きく深刻です．特に繰り返される性的虐待は複雑性 PTSD の発症，他者との愛着や自己のアイデンティティの発達への障害による人格形成への影響，慢性的な深刻なストレスとなります．大人になってからも，こうした被害の記憶に苦しむことが多々報告されています．加害者が身近な者が多いこと，深刻な被害経験がしばしば子どもの記憶を混乱させることもあるため，司法手続きにおいて事実を立証することが大変難しくなります．

　杉山の報告では，子ども虐待の症例の中で，「主として性的」な虐待が，10 年間で合計 180 例，全体の 17.37 ％を占めていたとしています．うち男性が 55 例，女性が 125 例（図 7）です．性的虐待の実態と加害者については図 8 となっています．また，性的虐待とその他の虐待との比較をすると，解離性障害が 81 ％に認められ，性的虐待が子どもに高い侵襲性を及ぼすことが示されています[5]．

　性暴力は大きく分けて，接触型と非接触型があります．前者は，直接身体や性器に触る行為です．後者には，性的な中傷，ポルノや性行為を見せる，性的な被写体として撮影するなどです．これらの行為は，性を手段とした暴力です．発達途上にある子どもたちは本人の意に反した性的な言動に対しても抵抗する力が十分ではありません．そうした状況で，加害者との関係性の中で，嫌だけれども断れない，逃げられないことで，被害に遭うということが起こります．

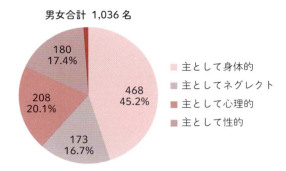

図7　A小児センターでの子どもの虐待の症例
（文献5），p.209 より作成

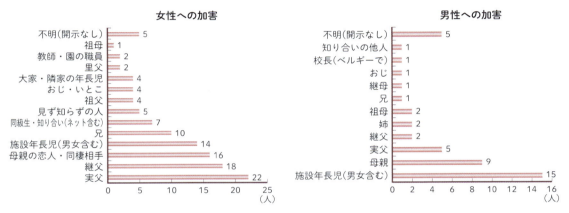

図8　性的虐待の加害者の内訳
（文献5），p.210 より作成

　現行法では，13歳未満への子どもへの性的行為は性犯罪となります．13歳未満においては，強制や暴行，脅迫の程度，逃げられ難いあるいは断り難い状況，被害者の認知の程度や判断力の欠如や低下などが判断材料とされる場合があります．

② 子どもが受ける被害の状況

a．子ども間の性暴力

　子どもに性暴力をふるうのは，大人だけとは限りません．被害者と年齢の近い子どもが加害者である場合もあります．

　幼少期から自分を大切に思えること，「自分のからだは自分のものである」ということを教えていくことが大切です．身体の大切な場所（プライベート・パーツ）を触ったり，見せたりすることはいけないことであり，信頼できる大人に相談できる機会をつくることが大切です（**表11**）．

b．交際相手からの性暴力

　交際関係の中でふるわれる性暴力は，デートDVやデートレイプと呼ばれます．好きな相手に嫌われたくないという思いから，性暴力を受け入れてしまったり，打ち明

> **NOTE　プライベート・パーツ**
> 水着で隠される身体の部分（性器や胸など）を指す（プライベートゾーン p.26も参照）

表11 性行動のルール

- ・他のひとのプライベート・パーツ（大切な場所）をさわってはいけない.
- ・他のひとに自分のプライベート・パーツをさわらせてはいけない.
- ・他の人のプライベート・パーツをのぞきみてはいけない.
- ・自分のプライベート・パーツを見せてはいけない.
- ・自分のプライベート・パーツをさわってもいいのは，ひとりでいる時だけ.
- ・性的な言動でほかの人を不愉快にしてはいけない.

（石川瞭子編：現代のエスプリ―性虐待の未然防止―現場からの報告，11月号，p.54，至文堂，2008.）

けることができない場合も多くあります．このようなデートDVやデートレイプについても，とくに思春期の子どもたちに教育し，被害に遭ったら周囲の人に相談する必要があることを知ってもらうことが大切です．

c. 家族や親族，身近な者からの性的虐待

家族や親族からの性的虐待は，顕在化しにくく，被害が長期間に及ぶ危険性があります．児童虐待は，親からの被害のみでなく，実際は同居する親類や子どもの生活に関わる身近な者などからの被害もあり，発生状況は非常に複雑です．加害者は「このことがお母さんに知られたら，お母さんはあなたを嫌いになってしまう」などと子どもの心理を逆手に取り，子どもが周囲に打ち明けることができないようにすることも，被害が顕在化しにくい要因の1つです．

③ 家族システムの中で発生する暴力のメカニズム

> **Note**
> **IPV（Interpersonal Violence, 個人間暴力）**
> 1人の人が，身体的，性的，または情緒的な脅威や行動，経済的コントロールや孤立，その他の強制的な行為を介して他社に力とコントロールを用いることをいう.

日本では，子どもの虐待を単独で取り上げることが多いですが，米国や英国では，家族のシステムの中で起こる**個人間暴力**と捉えることが一般的です．子どもに対する虐待は，主に夫婦間の暴力を指す**ドメスティックバイオレンス（DV）**など，他の個人間暴力が存在する家族において，より起こりやすいということが明らかになっています．

例えば，DVの問題を抱える家庭では多くの場合，母親とその他の家族メンバーがそれぞれ慢性的な恐怖を抱えることになり，家族内の情緒的交流が奪われてしまいます．母親は自尊心が低下し，物事の処理能力が低下するとも言われており，このような家庭では，母親は子どもを守ることができず，子どもが虐待の被害者になる可能性が高いこともわかっています．子どもが直接暴力を受けなくても，親の暴力的な支配下で生活することによる影響は大きく，子どもの生活そのものが暴力で乱されたり，自分のせいで母親が殴られているというような罪悪感を持ったり，逆に，女性に対する否定的な態度を学んだり，対立の解消のために暴力を使用することを学んだりなど，加害者からの価値観や考え方を引き継ぐことがあります．

> **Note**
> **DV（Domestic Violence, ドメスティックバイオレンス）**
> 同居関係（婚姻の有無は問わない）にある配偶者や内縁関係の間で起こる暴力をいう.

看護職は，家族内で発生する暴力のメカニズムをよく理解し，家族における潜在的な暴力のリスクを把握して予防することが必要です．

子どもの性暴力被害に対するケアについては第3編に詳述したので参照してください．

2 高齢者への支援

（1）高齢者への性的虐待の現状

　少子高齢化，核家族，地域人間関係の希薄化，価値観の多様化など社会環境が大きく変容している現代社会において，個人レベルでは解決できないさまざまな問題が発生しており，高齢者虐待の問題もその1つです.

　平成27年版高齢社会白書[1]によると，日本は2060年に65歳以上の高齢者は39.9%，2.5人に1人は高齢者になると予想されています.

　このような急速な高齢化の中，高齢者の虐待という問題も注目されるようになりました．高齢者虐待（在宅養護者，養介護施設従事者等による虐待）は，1万5,952件（2013年度），1万5,357件（2012年度），1万6,750件（2011年度），1万6,668件（2010年度）と増加しながら推移しています[2-5]．しかし，公表されている件数が高齢者虐待の実数ではなく，顕在化していない高齢者虐待，隠されてしまっている高齢者虐待が，その何倍，何十倍にも存在するといわれています.

　「高齢者虐待防止法」では，「養護者による虐待行為」（第2条4項）として，以下の5項目を挙げ，何が虐待にあたるのかについて明記しています（**表12**）.

表12　高齢者虐待防止法（第2条4項）による虐待行為

イ）高齢者の身体に外傷が生じ，また生じる恐れのある暴力行為（身体的虐待）
ロ）高齢者を衰弱させるような著しい減食や長時間の放置（放置，ネグレクト）
ハ）高齢者に対する著しい暴言や著しい拒絶的な対応，著しい心理的外傷を与える言動（心理的虐待）
ニ）高齢者にわいせつな行為（性的虐待）
ホ）養護者，または親族が高齢者の財産を不当に処分すること，その他不当に財産上の利益を得ること※）
※経済的虐待は，養護者でない親族による虐待も対象とする

　なお，性的虐待については，直接的な性的接触だけではなく，排泄の失敗に対して，懲罰的に下半身を裸にして放置する，人前で排泄をさせたり，おむつ交換をするなどの行為も含まれています.

　全国調査[4]によれば，これらの高齢者虐待の種別のなかで在宅での家族など養護者による虐待の場合，身体的虐待（65.3%）が最も多く，次いで心理的虐待（41.9%），介護放棄・放任（22.3%），経済的虐待（21.6%），性的虐待（0.5%）の順に多いことが報告されています．また要介護施設従事者による虐待も，身体的虐待（64.2%），心理的虐待（32.8%），介護放棄・放任（16.7%），経済的虐待（7.7%），性的虐待（3.5%）と数値の多少の違いがあるものの，同じ順位で並んでいます.

　虐待，暴力は，重複して行われていることが考えられますので，1つの種類の虐待に気づいたら，他の虐待がないかをどうかを確認することが必要です.

（2）高齢者の性的虐待被害の特性と特性に合わせたケア

性的虐待は高齢者に対する不適切な扱いのなかでは通報頻度がもっとも低いが，悪質であるといわれていますが，それは一体なぜなのでしょうか．その理由を考えるために，高齢者の性的虐待の特性と，支援者が配慮すべき点について考えてみましょう．

① 発見の難しさ

高齢者の場合，同居家族，施設職員に介護を全面的に依存していることが多く，虐待されていることを訴えることが難しいことが考えられます．その中でも，性的虐待は高齢者自身が「辱めをうけた」「年寄りがそんなこと言えない」というような恥の気持ちが生じる虐待です．

また，やっとの思いで声をあげても，信じてもらえない，暴露することにより，さらに酷い目にあうのではないかという恐れから，沈黙を選択せざるをえない状況下でより問題が深刻さを増していきます．高齢者自身の問題として，言語能力，身体機能，認知症などの衰えや発症により能力的に訴えることが，困難な状態あることも考えられます．慢性的に，不当な扱いに曝されていることで，無反応，無気力に陥り，精神問題や身体問題をより進行させてしまうこともあり，それでも「歳だから」と気づかれず，放置され，より一層発見が困難になることが考えられます．

② 性的虐待のサイン

性的虐待の発見サインとして，①生殖器の傷，出血，かゆみの訴え，②座位や歩行が不自然で，困難な時がある，③おびえた表情，怖がる，人目を避けたがる，④入浴やトイレの介助を突然拒否するなどがみられる場合には，支援者はそれらを見逃さないようにしなくてはなりません．

また，被虐待者からのサインが虐待と結びつかない場合もありますが，状況が悪化することで，危険性が増す可能性もあり，発見可能な立場にある人は，注意を怠ることなく，見守りを続けていくことが求められます．

③ 高齢者に対する意識

> **Note**
> **エイジズム（ageism）**
> 1969年に，米国の老年医学者バート・バトラーによって初めて使われた．年齢差別，とくに高齢者に対する偏見，差別をいう．高齢者を役に立たない無用なもの，あるいは能力の劣ったものといった否定的なステレオタイプととらえ，差別すること．セクシズム（性差別），レイシズム（人種差別）と並ぶ主要な差別問題の1つとされる．

高齢者に対する偏見や差別は**エイジズム（ageism）**といいます．高齢者の人間性を認めず，尊敬に値しないとして，高齢者を否定的な存在とみなす側面がみられることです．社会全体がエイジズムを無意識に受け入れた結果，高齢者に対して軽んじる表現や発言，態度を目撃しても気がつかない，無意識に当事者になってしまうことも起こります．

高齢者になると，精神的，身体的な能力，経済力など喪失体験の連続です．さらに社会や個々の人から疎外され，軽んじられることが増していく状況下におかれることが多くなります．高齢者自身も，自分に対するこの低い評価を次第に受け入れるようになり，「自分は無力なのだ」と考えるようになります．

このような高齢者に対する偏見や差別の中，性的虐待が起こっていたとしても「高齢者に性的なことを問題にするのはおかしい」「高齢者特有の被害妄想だ」「別に何があったわけではないのに大げさだ」などの偏った見方により，高齢者の尊厳が軽んじられ，虐待の事実が覆い隠されてしまっている現状があるのではないかと推測されます．

老人施設に入居している女性のケースを通して，高齢者の性的虐待に関する意識について考えてみましょう．

Ａさん，90歳台，女性．過去に夫から身体的，精神的そして性暴力に晒される経験をしているDV被害者でした．

数年前から老人施設で暮らしており，足が不自由なため，移動は車いすの生活です．認知機能は，時折，物忘れや拘りはあるものの軽度です．入所施設では個室で暮らしており，部屋を出る時には必ず鍵をかけています．また，「できないことに対してのみ介助をして欲しい」「突然後ろから声をかけられると怖い」など，自分の求めていることを自身の言葉で表現することができ，Ａさんの失われていない現実吟味能力，自尊心が見受けられました．また，入浴介助に対して同性の介護者を希望していました．

ある日，Ａさんの家族が面会に訪れた際，Ａさんは家族の顔を見た途端にパニックになり，突然泣き叫び出しました．びっくりした家族が施設職員に尋ねると，「昨日，夜勤の職員がＡさんの見知らぬ男性であったため，びっくりしたのではないか」との返答でした．Ａさんのパニック状態はなかなか収まらなかったため，不審に思った家族が，Ａさんに再度尋ねてみると，Ａさんは，泣きながら次のようなことを話しました．

「昨晩突然，体の大きな男性が部屋に入ってきた．その男性は眠ることができない私に向かって，『おばあちゃん，そんなに眠ることができないなら，一緒に添い寝してあげよう』と言った．『なぜ私は貶められなければならないのか，私は乱暴されるなら死んだ方がましだ』と叫んだということでした．

この出来事は，単に見知らぬ男性職員にＡさんが驚いたということだけで片づけられてよいのでしょうか．何か問題が起こったというわけではないのでそんなに問題にすることではないのでしょうか．

Ａさんが「部屋の鍵をかける」「同性介護を求める」などの行為にみられた**自他の境界の意識**，自尊心は，突然の男性職員の言動により傷つけられたと考えられます．

男性職員のとった行動は，私たちが無意識のうちにもっている，女性，高齢者に対する偏見（ステレオタイプ・態度），DV被害者，性暴力被害者への無理解の現れです．また，高齢者が性被害に遭うことはありえない，そのような思い込みは，怖い思いを経験したＡさんの心理状態に対する理解を妨げるものです．

幸いにＡさんは，家族が尋ねてくれたことにより，安全な環境が確保され，自分の身に起こったことを言語化することができました．

NOTE　自他の境界の意識

自分は自分．他者は他者．自分と他者の境界を分けるラインのことをいう．境界には，心の境界，身体，物，空間の境界などがある．

境界線が保たれている場合には，他者からの不当な要求に対して「NO」と言える，拒否することができる．しかし境界線が保たれていない場合には，自他の境界が曖昧となり，不当な要求に対しても，不当と感じることができなくなる．

| 3 | 特別な配慮が必要な対象者　　093

女性や高齢者，そして DV 被害者であることなど，社会的弱者は一般に暴力や犯罪の対象にされやすい立場にあることを知っていることは，A さんの問題を理解するためには重要な視点です．

今だ，社会の中には，高齢者と性虐待（性暴力）を結びつけて考えることに抵抗があり，黙認してしまう意識が根深く存在しています．

今後，隠蔽されている高齢者に対する性的虐待の事態を明らかにし，社会の問題として示していくことが求められています．

3 障害をもつ人への支援

（1）障害をもつ人の性暴力被害の現状

2014 年 2 月 19 日，日本で発効された「障害者の権利に関する条約」の前文（g）では，「障害のある女子が家庭の内外で暴力，傷害若しくは怠慢な取扱い，不当な取扱い又は搾取を受ける一層大きな危険にしばしばさらされていることを認め」と記されており，第六条　障害のある女子では，「締約国は，障害のある女子が複合的な差別を受けていることを認識するものとし，この点に関し，障害のある女子が全ての人権及び基本的自由を完全かつ平等に享有することを確保するための措置をとる」と述べています．

障害があることを理由として，性暴力被害者支援が遅れ，行き届かないということは許されないことです．

障害をもつ人では，性暴力被害が発見されにくい現状があります．さらに，障害特性の理解がない支援者が関わると，障害者の言動を理解しないまま，被害者が誤解されたまま対応されてしまうことがあります．そのため，障害をもつ人が性暴力被害に遭った場合，支援者は，障害の特性を把握し，供述能力に応じた配慮とその対応に努める必要があります．

障害には身体障害，精神障害（発達障害，知的障害も含む），その両方に起きる障害もあります．また，対象者としては子どもと大人の両方の場合があります．

2012（平成 24）年から，障害者虐待防止法，正式名称は「障害者虐待の防止，障害者の養護者に対する支援等に関する法律」が施行されました（**表 13**）．この法律では，18 歳未満の人も含まれますが，①障害者の身辺の世話や身体介助などを行っている障害者の家族，親族，同居人等の養護者による障害者虐待，②障害者福祉施設従事者等による障害者虐待，③使用者による障害者虐待で，障害者に対する虐待の禁止や発見者に対する通報義務などが示されています．身体的虐待の報告は多く報告されていますが，まだまだ性的虐待に関しては少ないのが実状です．平成 25 年の厚生労働省の調査において障害者虐待の通報・届出のあった障害者は，全体で 998 人であり，性的虐待については 27 名で，その中で発達障害をもつ人については 2 名でした[2]．米国に比べ，日本においてはまだまだ障害をもつ人の性暴力被害の通報・届け出は少ない状況であり，本当の数は不確かと考えられ大きな問題であることがわかり

表13　障害者虐待の防止，障害者の養護者に対する支援等に関する法律の概要
（平成 23 年 6 月 17 日成立，同 6 月 24 日公布）

【目的】
　障害者に対する虐待が障害者の尊厳を害するものであり，障害者の自立及び社会参加にとって障害者に対する虐待を防止することが極めて重要であること等に鑑み，障害者に対する虐待の禁止，国等の責務，障害者虐待を受けた障害者に対する保護及び自立の支援のための措置，養護者に対する支援のための措置等を定めることにより，障害者虐待の防止，養護者に対する支援等に関する施策を促進し，もって障害者の権利利益の擁護に資することを目的とする．

【定義】
1　「障害者」とは，身体・知的・精神障害その他の心身の機能の障害がある者であって，障害及び社会的障壁により継続的に日常生活・社会生活に相当な制限を受ける状態にあるものをいう（改正後障害者基本法 2 条 1 号）．
2　「障害者虐待」とは，①養護者による障害者虐待，②障害者福祉施設従事者等による障害者虐待，③使用者による障害者虐待をいう．
3　障害者虐待の類型は，①身体的虐待，②ネグレクト，③心理的虐待，④性的虐待，⑤経済的虐待の 5 つ．

ます．今後，支援者として，注目していく必要のある法律と言えます．

（2）障害をもつ人の性暴力被害の特性と特性に合わせたケア

　身体障害をもつ人は，性暴力に関して非常に多くのリスクを伴っています．それは，自らの身体のケアを他の人に委ねていることが考えられます．障害をもつ人への性暴力加害者の 99％は，被害者の顔見知りであると報告されています[3]．加害者は，身近で手助けをしているような関係にいる人です．そして，その関係が崩れることは，障害をもつ人にとっては，自立した生活をするためのサポートを受けられなくなるおそれにつながり，とても傷つき，大きな不安を残します．

　また，障害をもつ子どもでは，被害リスクが潜在的に高いことも報告されています．その理由として，認識や判断能力が発達途上にあること，発達段階によっては言語能力が未熟な場合があること，入浴や排泄などをひとりでできない場合もあり，大人の力に委ねなければいけないこと，施設，病院，学校等で多くの大人と関わる場合があること，身体障害により性的に不適切な状況においても大人の力に委ねなければいけない場合があるとされています[4]．大人の場合も，障害のない女性に比べ性暴力被害や家庭内暴力を受ける割合が高いことが示されています．発達障害をもつ女性の 68％から 83％は，一生涯において性暴力を受け，同じ人から再被害に遭いやすいという報告があります[5]．しかしながら，日本においてはまだまだ報告されることが少なく，現状を把握できていないのが実状です．

| 3 | 特別な配慮が必要な対象者　　095

① インフォームドコンセント

性暴力被害を受けた人が適切な治療が受けられるように，障害や性暴力に関する専門的な知識を持った支援者が，被害者のアセスメントをすることが重要となります．まず，被害者がインフォームドコンセントを受けることができるかどうかを判断する必要があります．それは，リスクを負うことや治療の選択肢を持つこと，被害を届けるかどうかの選択等についての認知能力[6]や，感情面，ストレスを表現できるかどうかによっても影響されます．暴力によるトラウマを経験した人では，障害の有無に関係なく，後に簡単な決断でさえもすることができなくなることがあるため注意が必要となります．この時に支援者は，2つの重要な倫理的価値観のバランスを持つ必要があります．1つは，"その人のウエルビーイング"で，もう1つは"その人の自己決定については尊重する"というものです．インフォームドコンセントが性暴力被害に遭った障害をもつ人に提供できないときは，証拠のための検査をする場合等に，**保護者**の同意を得る必要があり[7]，親，保護者あるいは被害者が付き添いを希望する者が検査に同席します．

保護者が，もし効力を発揮できない時は，その被害者にとって何をすることがベストなのか考え，被害者がインフォームドコンセントを受けられる状態になるまで，法的保護者に説明します．

② 被害に関する情報の収集方法と守秘

性被害に遭ったことについて話す時に，障害によっては上手く伝えられない可能性も考えられます．支援者が，性被害に遭ったその人の体験に寄り添いながら話を聞くことが必要です．

性暴力被害に遭ったことについて上手く伝えることができなかったり，反対に周囲の人に自由に話してしまうことで，再被害を受けることもありえます．その人の特性を汲み取ったケアが必要になります．自ら抱いた強い感情や反応をうまく伝えられるように，適切に感情を処理できるようにカウンセラーや専門スタッフと話し合うことが良いとされています[6]．

この際，性暴力被害者に関する情報は，他の専門家とどの程度共有するべきかを考えなければいけません．前もって，被害者の守秘性の権利を守るためにも，どの部分は共有したほうがよいのかについてよく話し合っておくことが重要となります．

③ 看護の留意点

急性期の性暴力被害の看護では，被害者と多くの情報のやり取りが必要とされます．それは，わいせつな暴行の話を話すこと，感情を話すこと，根拠となる検査を説明すること，レイプに伴うPTSDの共通の症状について知識や対処方法等について提供する等です．

聴覚障害をもつ人のケアでは，とても繊細な障害特性に見合う対応が必要とされます．次に，Kathy Schumacher（キャッシィ・シューマッハー）の聴覚障害をもつ人

インフォームドコンセント

医療従事者から十分な説明を聞き，患者が納得・同意して自分の治療法を選択する等の自己決定を行うことである．

ウエルビーイング

個人の権利や自己実現が保障され，身体的，精神的，社会的に良好な状態（well-being）にあることを意味する概念．

保護者

日本では，保護者とは，後見人，保佐人，配偶者または親権者となる[7]．18歳に満たないものを児童と呼ぶが，児童福祉法においては，保護者とは親権を行う者，未成年後見人その他の者で，児童を現に監護する者となる．精神障害者に関しては，精神保健福祉法が2013年に改正され，入院に関して家族等のいずれかの者の同意を要件とし，家族とは配偶者，親権者，扶養義務者，後見人又は保佐人，該当者がいない場合等は市町村長を指すことになった．

へのケアのガイドラインの一部を紹介します[6]．被害にあった聴覚障害をもつ人がサービスを探し求める時，安心感を持てるように支援者は迎い入れる必要があります．オフィスは静かに整え，関わるスタッフの名前を伝えます．状況がより理解しやすいように，紙に書き，そして被害を受けた人に手話等の通訳が必要かどうか尋ねます．また，話をする前に，聴覚障害をもつ人に注目し配慮することはとても重要なことです．目を合わせるようしたり，手を振ったり，注目できるような他の視覚的なシグナル等を必要とするかもしれません．そして，補聴器を付けていても，良く聞こえていると勝手に思わないようにして下さい．常にリラックスできるように試みることです．叫ばないようにし，話し方はゆっくりと自然な口調であるようにしましょう．もしも理解しにくいようであれば，言葉を代えたり，表現を代えたりして，何度も同じことを言わないようにしましょう．

また，発達障害や学習障害をもつ人は，上手く読むことや自分ができないことを認めるのを時として嫌う場合があります．そのため，支援者としてよい伝え方としては，「あなたに教えたい大切なことがあります．誰に伝えてもらうのがいい？　絵を通して伝えたほうがいい？　読むことを通して伝えたほうがいい？　どうしたらあなたが一番理解することができますか？」のように本人に問い，障害特性を踏まえながら伝える工夫が必要となります[6]．

❹ セクシュアル・マイノリティへの支援

セクシュアル・マイノリティとは，性別（Sex），性的指向（Sexual Orientation），性自認（Gender Identity），性表現（Gender Expression）など，性の諸相において，少数派と見なされている人たちをいい，女性同性愛者のレズビアン（Lesbian），男性同性愛者のゲイ（Gay），両性愛者のバイセクシュアル（Bisexual），性別違和を含む性別越境のトランスジェンダー（Transgender）の頭文字をとって，LGBT（エル・ジー・ビー・ティー）という場合もあります．

性別・性的指向・性自認・性表現は，本来グラデーション上にあるといえます（図9）．しかし，伝統的な男／女の枠組みを超えて多様な性を生きる人は，宗教的悪や疾患として扱われてきた歴史があり，現在でも「治療」と称した強姦や，性的いじめ，**ヘイトクライム**が世界中でみられます．セクシュアル・マイノリティの自殺率，自殺企図率，うつ病罹患率などのメンタルヘルス指標はマジョリティより悪く[1]，いじめ，虐待，性暴力被害率も高率です[2]．「レズビアン，バイセクシュアル女性，トランスジェンダーの人々からみた暴力—性的指向・性別自認・性別表現を理由とした暴力の経験に関する50人のLBTへのインタビューから」（2014）では，性暴力の経験率は56％にものぼっています[3]．

なぜ，セクシュアル・マイノリティに暴力被害が多いのでしょうか？　第一に，同性愛や性別違和感をもつと，幼少期から男女どちらかに分けられ，異性愛こそが自然という価値観のみしか知らされない環境の中では，社会に居場所をみつけにくく，社

> **N**OTE
> **グラデーション**
> 明確な境界線のない連続体．スペクトラム．

> **N**OTE
> **ヘイトクライム**
> **(Hate Crime)**
> 憎悪犯罪

| 3 | 特別な配慮が必要な対象者　　**097**

図9 性の諸相図

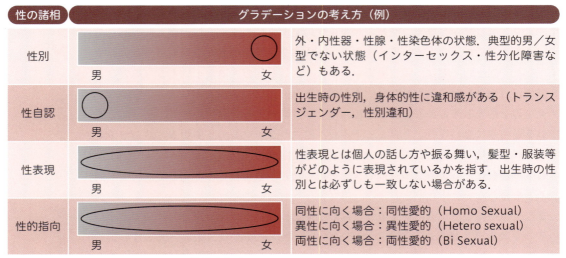

＊この図では○を用いておのおのの状態を指す

会的に孤立していると感じやすくなります．孤独・孤立の問題は，被害を受けても援助を求めたり訴えたりしにくくなることにつながります[4]．支援者は，被害者・加害者やその可能性のある対象者がどのような性別・性自認・性表現・性的指向であっても，支援を求めやすい環境をつくることが必要です．社会的に孤立している人ほど，排除されることに敏感であり，かつ，慣れています．だからこそ，どんな人も受け入れるという肯定的な雰囲気を支援側が用意することは，セクシュアル・マイノリティにおける性暴力被害者支援にとって，とても重要なことなのです．

　第二に，セクシュアル・マイノリティを単に性的問題を抱える人と捉える無理解の問題があります．性的存在としてしかセクシュアル・マイノリティが認められない状況では，他者と親密な関係を築くには性的関係を持つ必要があると感じ，性的関係に依存しやすくなったり，性暴力に遭遇しやすくなったりします．近年，日本でも性別変更を認める法律（性同一性障害者の性別の取扱いの特例に関する法律，2003年）や，同性パートナーシップを認める条例（多様性を尊重する社会を推進する条例，渋谷区，2015年）ができました．こうした動きは，セクシュアル・マイノリティの生き方を性的な「嗜好」の問題として矮小化するのではなく，生活者として捉え，社会的に生きていくための権利を保障する道を開きました．

　第三に，セクシュアル・マイノリティの生き方が，性の規範に対する反抗や逸脱とみなされることがあります．たとえば，レズビアンは生殖性を拒否し，男性に性的に隷属せず自立する存在として，あるいは逆に男性を性的に知らない貴重な性的資源として，性暴力の対象になってきました．あるいは，ゲイは男性であるにもかかわらず「女のよう」であるため，男の沽券を貶める存在として，憎悪され暴力の対象となりました．特に戦争下では，レズビアンは強姦され，ゲイは虐殺されてきた歴史があります[5]．セクシュアル・マイノリティに対する制裁としての性暴力は，多様な生き方を抑圧し男性優位の性的規範を誇示しようとするヘイトクライムと言えます．セク

シュアル・マイノリティである人もそうでない人も，支援者は，セクシュアル・マイノリティが被ってきた抑圧の歴史や背景を理解し，自らの性別二元論（性別は男女二つしかないという考え方）や Hetero Normativity（異性愛規範主義）に自覚的であることが大切です．性別・性自認・性表現・性的指向の組み合わせがさまざまにあることを，個人の経験を超えて，歴史から学べる人類共通の知恵としても，理解しておく必要があります．

　実際の支援現場では，被害相談の窓口がトランスジェンダーや性別が不明確な人にとって利用しにくいなど，セクシュアル・マイノリティにとって利用しやすい環境が整っているとは言えません．女性が性暴力被害を訴えたときに，相手は男性だと勝手に推測されたり，被害者も加害者も女性の場合では，被害が小さく見積もられたりすることもあります．

　支援者の中にある「性器」や「性行為」の捉え方が，多様な性的在りようを念頭においていない場合も，支援の妨げになります．男性同性間の性行為は必ず肛門性交中心ではありませんし，性交こそが性行為であると無意識に考えることは，男根中心（優位）主義と言えます．このことは，ヴァギナとペニスの性行為について表現する場合を考えても，「ペニスがヴァギナに入る」というイメージ（ヴァギナがペニスを入れるではなく）では，性的主体を男根側に置く意識が見え隠れします．おのおのに人は自分の性の主役であると考えるなら，「私（あなた）の身体のどんなところが，あなた（私）のどんな身体と，どのように接するのか」は多様であり，それを同意することなく強いられることが性暴力の本態でしょう．ある特定の身体状態や行為だけが，性／性暴力であると限定してしまうことは問題があります．性行動は多様であり，性に関わる身体も多様です．セクシュアル・マイノリティにとっての，健康で自然な性行為とはどのようなものかと考えてみることで，その多様性の分だけ，人の尊厳が広範に及ぶのだということが理解できます．

　セクシュアル・マイノリティの性暴力被害の支援には，支援者自身も人間という多様な集団の一部であるという感覚と，その感覚に基づいた共感から性暴力を捉え，支援の方法を創造していく姿勢が必要です．

5　外国人女性（移住者）への支援

（1）グローバル化社会における国際移住と性暴力被害者支援の対象

　グローバル化社会の到来は，人々の国際人流，国際移住という現象を生み出しています．看護者がケアの現場で出会う性暴力被害者は，「日本における日本人」だけではありません．「外国人」という概念には，「外の国の人」というイメージがありますが，もうそのような発想は通用しなくなっています．女性への性暴力は全世界で蔓延しています．

　看護者には，本来，日本人・外国人を問わず「すべての人」を対象とした看護を行うという倫理的責務があります．性暴力被害者を支援する看護者は，対象者の国籍や

出身地，文化，人種，宗教，経済的状況，社会的地位にかかわらず，平等に看護を提供しなければなりません．

① 国際移住者人口

国際移住機関（IOM：International Organization for Migration，世界的な人の移動〔移住〕の問題を専門に扱う国際機関）によると，2014年，世界の移住者人口は，2億3,200万人（世界人口の約3％）となっています[1]．そして，国際的移住者のほぼ半数は女性です．今後，経済格差の広がりとともに，さらに地球規模での国際人口移動は増加していくと思われます．また，地方から都市部への人口移動も顕著に進んでおり，世界の人口の半分以上が都市部で生活しています．2030年までには，50億人に達すると予想されています．移住者の中で最もハイリスクなのは，低所得者と女性です[2,3]．以上のような視点からの移住者への貧困対策と人権擁護対策がグローバル化社会の喫緊の課題です．

② 日本における外国人人口

日本において看護者が出会う外国人には，①日本を訪れる旅行者，②日本に生活基盤がある人々（中長期滞在者，永住者など）の大きく2つに分類されます．2014年，外国人入国者（ほとんどが3カ月以内の旅行者）は，過去最高の1,415万人となっています[4]．一方，日本に生活基盤のある外国人は212万人で，女性は114万人です．国籍・出身地は190カ国を超えています[5]．日本に生活基盤がある外国人であれ，観光目的で訪日した外国人であれ，いつ，どこで，性暴力被害を受けたり，性犯罪に巻き込まれたりしてもおかしくない状況です．

（2）外国人女性（移住者）の性暴力被害の特性（リスク因子）

性暴力被害者支援の基本は対象者の国籍（出身地）を問わず同じです．しかし，外国人女性（移住者）であることから，特に配慮すべき特性（リスク因子）があります．性暴力被害者支援に関連するすべての保健・医療・福祉法には国籍条項はなく，外国人にも適用されます．しかし，外国人女性（移住者）の社会的背景はさまざまで，問題は複雑に絡み合っており，問題解決には多角的な分析と，多様なネットワークが必要です．その都度，看護者は最善のケアと問題解決策を模索しなければなりません．しかし，残念ながら，日本では，外国人への健康支援を「健康権」として推進する体制は確立していません．

ここでは，外国人女性（移住者）への性暴力被害にどのような特性（リスク因子）があるのかを中心に紹介します（**図10**）．

① ことばの壁と社会的脆弱性

国境を超えて生活する移住者（外国人）には，まず，「ことばの壁」が存在します．性暴力被害に遭っていても，その声を何処にも届けることができないという事態が生じます．支援に関する社会的資源の情報もまったく入ってきません．性暴力犯罪は，

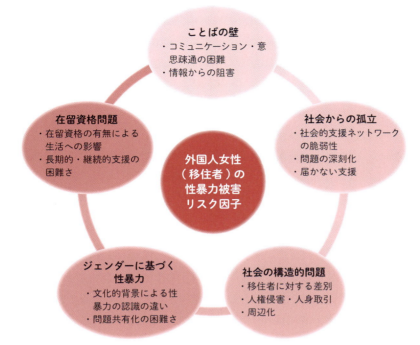

図10　外国人女性（移住者）の性暴力被害リスク因子

閉ざされた空間で，誰からも支援を得られない場合，その暴力は助長され，惨くなっていきます．

　移住者（外国人）は，社会から疎外され，社会的支援ネットワークが脆弱な場合，早期の問題発見がむずかしく，危機的状況に陥りやすくなります．人的資源，人間関係も含め，知識・情報，制度・体制，規範・文化，法など人間が生活する上でさまざまに支えられている包括的資源，社会的「むすびつき」である「社会的資源」に乏しい状態と言えます[6]．

　2011年2～3月にかけて，男女共同参画会議・女性に対する暴力に関する専門調査会が，パープルダイヤル（性暴力・DV相談電話）を開設し，緊急かつ集中的に相談対応を行いました．外国人相談にも多言語（英語，タガログ語，タイ語，中国語，韓国語，スペイン語）で対応しました．その結果，主訴には「情報がほしい」が最も多く，次に「話を聞いてほしい」でした．中には，外国人被害者が言語の問題から警察や相談機関で対応できず帰されることがあったとの報告もありました．パープルダイヤルの相談員は「情報提供」と「傾聴」を行い，婦人相談所，法テラス，外国語での相談窓口などの社会資源を紹介しました．

　男女共同参画会議・女性に対する暴力に関する専門調査会は，外国人被害者の問題解決対策を次のように提言しています[7]．

（対策）

日本在住の外国人被害者の保護及び自立支援を図るため，相談窓口の所在を広く周知するとともに，関係機関及び民間団体等との間で，特に通訳の手配など緊密な連携を図りながら，被害者の安全及び秘密の保持に充分配慮しつつ，効果的な施策の実施を図る必要がある.

しかし，残念ながら，現在，すべての外国人が活用できる有効な医療通訳体制はまだありません．特に性暴力被害にあった外国人に対応できる専門的知識・技術をもった医療通訳士はほとんどいません．実際には各地域，各現場で，NGO，行政，外国人住民らが，連携しながら，それぞれに，何とか対応している状態です.

② 「在留資格」に関わる問題

外国人（移住者）には，移住先での「在留資格」の問題が必ず起きてきます．配偶者ビザ，就労ビザ，就学ビザ等で滞在する場合，基本的には移住国の「期間限定の許可制度」です．被害者である女性が，もし離婚すること，失職すること，退学することになれば，そのこと自体によって，「在留資格」そのものを失うことになります．これにより，これまで築いてきた生活基盤や人間関係が根こそぎ失われてしまいます．このことは，被害者が性暴力被害を訴えることができない要因，大きな「足かせ」にもなっています．また，問題解決が長期にわたる場合，「在留資格の期限が切れる」ことによって，継続的な支援もできなくなります．支援者は，被害者の帰国後のサポートも視野に入れた支援のため，国際的な連携体制も必要となります.

また，性暴力被害女性が「非正規滞在（在留資格なし，あるいは期限が切れている）」の場合は，「強制送還」を恐れ，一般社会との接触を避け，一切の公的支援を受けられない危機的状況下に置かれている可能性が極めて高いといえます．もし，性的虐待・性的奴隷状態にある事件性の高い事象が発生しても，誰にも気づかれず，誰からも支援されず，闇に葬られることもあります．これは，決して許されない人道的問題です.

③ 文化的背景と性暴力問題の捉え方

ジェンダー（社会的性）や文化的背景によって，性暴力の捉え方，対処方法が違っているかもしれません．そのため，それぞれの文化に配慮したアプローチが必要です．ジェンダーに基づく暴力（有害な伝統的慣習，女性性器切除，若年結婚の強制，名誉殺人など）は，社会における女性の従属的立場，つまり女性がますます暴力を受けやすくなる状況を作りだしています．このジェンダーに基づく性暴力は，女性の人間としての尊厳を奪うことになりますが，世界ではまだ，それらの社会的規範が強く残っている地域（国）があります.

一方，日本の社会は世界的にも「児童ポルノ」に対して寛容な社会と言われています．あきらかに，子どもを想定した擬似児童ポルノ（18歳以上の女性を，明らかに「子ども」と想定して作成されたポルノ），アニメ，フィギュアが規制されることな

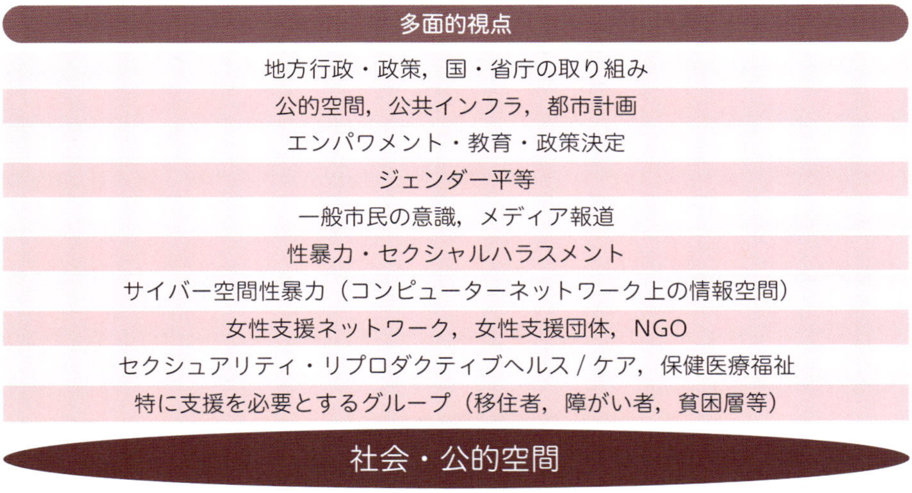

多面的視点
地方行政・政策，国・省庁の取り組み
公的空間，公共インフラ，都市計画
エンパワメント・教育・政策決定
ジェンダー平等
一般市民の意識，メディア報道
性暴力・セクシャルハラスメント
サイバー空間性暴力（コンピューターネットワーク上の情報空間）
女性支援ネットワーク，女性支援団体，NGO
セクシュアリティ・リプロダクティブヘルス／ケア，保健医療福祉
特に支援を必要とするグループ（移住者，障がい者，貧困層等）

社会・公的空間

図 11 「社会・公的空間」における性暴力問題を抽出する多面的視点

く，野放しになっています．この現象は，外国人から見た時に非常に奇異に感じられます．実際，ある外国人女性が，日本に来てポルノの氾濫を目にし，「一体どうなっているのか」と憤慨していました．

「性暴力」は，社会に浸透し蔓延しているにもかかわらず，多くの人が「これは，性暴力であり，人権侵害である」と気づくことが難しいものです．それは，「性暴力」が「社会のあり方」「男性と女性の関係」「人々の支配の手段」などと巧妙かつ複雑に絡みあっているからです．

女性への性暴力事象が多発する社会では，すべての女性がその被害にあうリスクを負うことになりますが，中でも，社会的，経済的に脆弱な状況に陥りやすい外国人女性（移住者）には，暴力の矛先が向きやすいと言えます．私たちは，常にその社会が性的にも「健全」であるか，性犯罪を生み出す環境要因はあるか，女性が「従属的支配」を受けていないか，社会全体を多面的視点から現状を分析し，問題を洗い出すことが重要です（**図 11**）．

（3）特に外国人女性（移住者）が生命の危険を伴う性暴力

① 人身取引

人々の国際移住の中でも，最も深刻な人権侵害は，人身取引（トラフィッキング）です．移住者への性的搾取や強制労働など深刻な人権侵害が起きています．残念ながら，アジアの経済大国である日本は，主要な人身取引被害者の受け入れ国の一つとなっています．

「人身取引対策行動計画 2014」[9] では，「人身取引」について次のように述べています．

　── 「人身取引」とは，搾取の目的で，暴力その他の形態の強制力による脅迫若しく

はその行使，誘拐，詐欺，欺もう，権力の濫用若しくはぜい弱な立場に乗ずること又は他の者を支配下に置く者の同意を得る目的で行われる金銭若しくは利益の授受の手段を用いて，人を獲得し，輸送し，引き渡し，蔵匿し，又は収受することをいう．搾取には，少なくとも，他の者を売春させて搾取することその他の形態の性的搾取，強制的な労働若しくは役務の提供，奴隷化若しくはこれに類する行為，隷属又は臓器の摘出を含める．—

人身取引被害者の女性の多くが買春等による性的搾取を受け，性的奴隷状態におかれています．これは，外国人女性（移住者）への性的暴力，性的虐待の中でも，最も深刻な人権侵害です．

「人身取引事案の取扱い方法（被害者の保護に関する措置）について」（平成23年7月1日人身取引対策に関する関係省庁連絡会議申し合わせ）の中で，婦人相談所の役割を次のように述べています．

—国籍，年齢を問わず，人身取引被害女性の一時保護を行い，被害女性に対する衣食住の提供，居室や入浴への配慮，食事への配慮，夜間警備体制の整備のほか，必要な通訳の確保，カウンセリング，医療ケア等の実施，被害者に対する法的援助に関する周知等，被害者の状況に応じ保護中の支援を行う．なお，被害者が児童である場合には，児童相談所において，必要に応じて児童心理司等による面接，医師による診断等を行うとともに，高度の専門性が要求される場合は，専門医療機関と連携するなど，心理的ケアや精神的な治療を行う．—

これらの内容は，婦人相談所のみならず，性暴力被害を受けた外国人女性（移住者）への看護支援の基本といえます．

● 文献

❶子どもへの支援
1）法務省：平成26年版犯罪白書　http://hakusyo1.moj.go.jp/jp/61/nfm/mokuji.html
2）石川瞭子編：現代のエスプリ−性虐待の未然防止．11月号，至文堂，2008.
3）山本恒雄：子どもの性的虐待の現状と課題．子どもの虐待とネグレクト，13(2)：169-178，2011.
4）柳沢正義：子どもへの性的虐待の予防・対応・ケアに関する研究．平成20-22年度　厚生労働科学研究報告書．
5）杉山登志郎：性的虐待の実態とケア．子どもの虐待とネグレクト，13(2)：209-215，2011.
6）藤森和美，野坂裕子編：子どもへの性暴力　その理解と支援．誠信書房，2013.

❷高齢者への支援
1）内閣府：平成27年版高齢社会白書．
2）厚生労働省：平成22年度高齢者虐待の防止，高齢者の養護者に対する支援等に関する法律に基づく対応状況等に関する調査結果．2011.
3）厚生労働省：平成23年度高齢者虐待の防止，高齢者の養護者に対する支援等に関する法律に基づく対応状況等に関する調査結果．2012.
4）厚生労働省：平成24年度高齢者虐待の防止，高齢者の養護者に対する支援等に関する法律に基づく対応状況等に関する調査結果．2013.
5）厚生労働省：平成25年度高齢者虐待の防止，高齢者の養護者に対する支援等に関する法律に基づく対応状況等に関する調査結果．2014.

6) 斉藤 環編：こころの科学 172 暴力の心理. 日本評論社，2013.
7) ピーター・デカルマー，フランク・グレンデニング編著／田端光美，杉岡直人監訳：高齢者虐待. ミネルヴァ書房，1998.
8) 山口智子編：老いのこころと寄り添うこころ. 遠見書房，2012.

❸障害をもつ人への支援

1) 「障害者虐待の防止，障害者の擁護者に対する支援等に関する法律」 平成 24 年 10 月 1 日施行
2) 厚生労働省：平成 25 年度「使用者による障害者虐待の状況等」の取りまとめ結果. 2014 年 7 月 1 日
3) Seattle Rape Relief. 1997. Sexual assault on people with disabilities. Minnesota Coalition Against Sexual Assault Training Maunal. Minneapolis, MN: Minnesota Coalition Against Sexual Assault.
4) マーティン・A．フィンケル，アンジェロ・P．ジャルディーノ著／柳川敏彦・他訳：子どもの性虐待に関する医学的評価—プラクティカルガイド 原著第 3 版. 診断と治療社，p.19，2013.
5) Pease T., Frantz B.：Your Safety…Your Rights & Personal Safety and Abuse Prevention Education Program to Empower Adults with Disabilities and Train Service Providers. Doylestown, PA: Network of Victim Assistance. 1994.
6) Sexual Assault Nurse Examiner (SANE) Development and Operation Guide, pp82-83.
7) Center for Enquiry into Health and Allied Themes：Manual for Medical Examination of Sexual Assault／性的暴力に関する医学的検査実施マニュアル（平成 26 年度科学研究費助成事業 基盤研究 B；研究代表者 加納尚美）p.11.
   日本フォレンジック看護学会ホームページ http://jafn.jp/?p=278

❹セクシュアル・マイノリティへの支援

1) 日高庸晴：ゲイ・バイセクシュアル男性の異性愛者的役割葛藤と精神的健康に関する研究. 思春期学，18（3）：264-272，2000.
2) いのちリスペクト，ホワイトリボン・キャンペーン：LGBT の学校生活に関する実態調査（2013）結果報告書，1-19，http://endomameta.com/schoolreport.pdf
3) Gay Japan News：レズビアン，バイセクシュアル女性，トランスジェンダーの人々からみた暴力—性的指向・性別自認・性別表現を理由とした暴力の経験に関する 50 人の LBT へのインタビューから. pp.21-23，Gay Japan News，2014.
4) 藤井ひろみ：女性と性交渉を持つ女性の産婦人科受診の経験. 論争クイア，1：99-119，2008.
5) アムネスティ・インターナショナル：セクシュアリティの多様性を踏みにじる暴力と虐待. 現代人文社，2003.

❺外国人女性（移住者）への支援

1) International Organization for Migration http://www.iom.int/cms/constitution（2015 年 1 月 14 日アクセス）
2) UNFPA：世界人口白書 2006 希望への道—女性と国際人口移動.
3) UNFPA：世界人口白書 2007 拡大する都市の可能性を引き出す.
4) 法務省：出入国管理統計，2014.
5) 法務省：在留外国人統計，2014.
6) 李節子：在日外国人女性のドメスティック・バイオレンス被害に対する社会資源—その現状と課題，女性のためのアジア平和国民基金報告書，2004.
7) 男女共同参画会議 女性に対する暴力に関する専門調査会：「女性に対する暴力」を根絶するための課題と対策〜パープルダイヤル（性暴力・DV 相談電話）の結果を中心として〜．2011.
8) UNFPA：世界人口白書 2010 紛争・危機からの再生：女性はいま.
9) 犯罪対策閣僚会議：人身取引対策行動計画 2014.

4 性暴力被害者支援に必要な法律

　犯罪のない社会にするための1つの対策が，犯罪を起こした人には社会的制裁として処罰を与えるというものです．これは犯罪抑止（行為をとどめる）という効果にもなります．これらの策は，個人の行動の自由を制限することでもあるので，「法」（社会規範）による根拠が必要です．「法」は，社会の安全と秩序を守ることを目的としています．そのため，犯罪に遭遇・巻き込まれた人に対しては，救済手段も考慮されています．被害者が健康を取り戻す際の社会的救済と支援から留意すべき点は次の3点です．

①　当事者および関係者の身体・生命が守られ，安全な生活ができること
②　負担なく法的手続がとれること
③　当事者および関係者が健康を取り戻し，経済的にも自立した生活再生ができること

　犯罪被害者の支援を行う看護専門職者は，これら法律の存在を知り，適切な制度を活用・適切な助言を行うことが求められます．

1 性暴力被害者支援に関連する法律とその対応

　以下，看護師として性暴力被害者支援を行う流れ（発見時〜保護，救済・支援）（図12）に沿って関連する法律を概説します．

(1) 発見時

① 相談対応時の配慮

　被害者の受診時の状況によっては，暴力・虐待被害情報の報告と救済のため早急に対応しなければならない場合があります（図12参照）．その際には，まず対象者の安全を確認し，適切な機関に連絡することが大切です．いわゆる関係機関の「たらい回し」にならないよう，関係部署・関係機関とは単なる紹介に終わるのではなく，連携して被害者の支援にあたることが重要です（図13）．

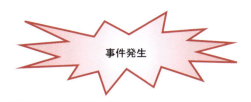

【発見】
医療機関受診，在宅訪問，健康診査，警察・支援機関からの相談等

＊発見しやすい立場にいることを自覚すること．

【情報提供：専門職者としての通報・通告義務】
虐待三法：児童虐待防止法 5 条，高齢者虐待防止等法 5 条，障害者虐待防止法 6 条 2，4 項
DV 防止法 6 条 2 項

【秘密情報の保護：守秘義務】
保健師助産師看護師法 42 条の 2，助産師の場合，刑法 134 条 1 項
・公務員の守秘義務（国家公務員法 100 条，地方公務員法 34 条）

【情報の適正な取り扱い】
・医療機関の個人情報保護（個人情報保護法 1 条，等）

【情報提供】
適切な通報先
情報の適正な取扱い

【生命・身体の安全確保】

＊支援チームと協働し，看護職者の役割を見いだす

【適切な機関への情報提供と保護の求め】
・加害者から身を隠し，相談と一時保護を行う場（DV 防止法 7 条）
・保護命令制度．加害者の接近禁止，退去を命じる（DV 防止法 10 条）（ストーカー規制法 5 条）

【生活（経済的支援を含む）・健康支援への情報提供】
・犯罪被害者等に対する相談・情報提供（犯罪被害者等基本法 11 条）
・市町村の給付金制度等の経済的支援（同法 13 条）
・住宅の確保（同法 16 条）
・関係機関との連絡調整等（同法 15，22 条等）
・医療・福祉，特に精神面でのサポート，カウンセリング（同法 14 条）

【救済・支援】
【生活の支援】
【健康への支援】

・就業の促進（犯罪被害者等基本法 17 条）
・健康保険等の手続き
・加害者の告訴・逮捕
・損害賠償請求（民法 709 条）

図 12　性暴力被害者支援に関連する法律と支援の流れ

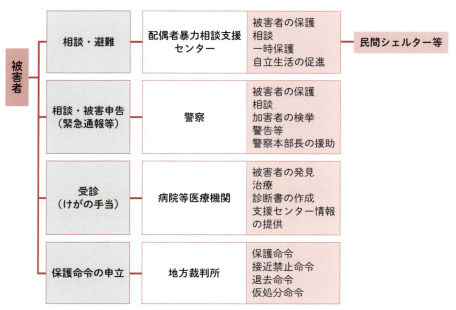

図13 被害者の支援にあたる関係機関

② 被害者発見のための通告義務

看護専門職者が遭遇する対象者のなかには，身近な人から被害を受けている人がいます．

被害者本人自らが被害状況から逃げることができるよう，発見者による相談と情報提供が必要です．**DV防止法**では，可能な限り早く・的確に被害情報を把握できるものを明示し，発見者は暴力被害状況を適切な機関に通告するよう求めています．負傷や疾病による受診行動から暴力被害を発見する機会のある医師をはじめとする医療関係者の役割に期待しています．ただし，相談支援センター・警察への通報には，本人の同意・承諾が必要となります（DV防止法第6条）．

③ 虐待に関する法律（虐待三法）

虐待は，抵抗できない子どもや高齢者，障害者等親密な関係者との力の差によって起こります．それぞれの対象者に応じた虐待防止法（虐待三法）が定められています．虐待に気づいた人は，できるだけ早く適切な機関・人に知り得た情報を提供することです（**表14**）．虐待に気づくべき人として，法文上，看護専門職者があげられています．通報を受けた諸機関は，被害者の相談・一時保護と同時に保護者や養護者に指導，警告を行うことで，現状の改善に努めていくことになります．いずれの虐待防止法においても，看護専門職者は，国や自治体が行う虐待予防・防止，また虐待被害者の保護と自立への支援策に協力することが求められています．

> **NOTE**
> **配偶者からの暴力の防止及び被害者の保護に関する法律（以下，「DV防止法」）**
> 「DV防止法」での「配偶者」の範囲は，婚姻届を出した法律上の夫婦に限らず，事実上婚姻関係だけでなく，内縁関係，元配偶者に加え，生活の本拠を共にする交際相手，元交際相手等親密な関係者も含んでいる．対象となる「暴力」は，「身体に対する暴力と同等の心身に有害な影響を及ぼす言動」とされ，身体的暴力だけでなく性的，精神的，経済的等にも及びます．女性の保護を想定した取り組みが定められている．

表 14 虐待三法の対象・通報先

名称	児童虐待の防止等に関する法律	高齢者虐待の防止，高齢者の養護者に対する支援等に関する法律	障害者虐待の防止，障害者の養護者に対する支援等に関する法律
対象	児童 （18歳未満）	高齢者 （65歳以上）	障害者 （身体，知的，精神，その他）
成立	2000（平成12）年5月24日法律第82号・平成26年6月13日法律第69号最終改正	2005（平成17）年11月9日法律第124号・平成26年6月25日法律第83号最終改正	2013（平成23）年6月24日法律第79号・平成24年8月22日法律第67号最終改正
施行	2000（平成12）年11月20日	2006（平成18）年4月1日	2014（平成24）年10月1日
通報先	都道府県福祉事務所 児童相談所	地域包括支援センター 市町村高齢者虐待相談窓口	都道府県障害者権利擁護センター 市町村障害者虐待防止センター

④ プライバシーへの配慮

　被害者に対応する者としては，信頼関係の基本である秘密保持が重要となります．医療専門職者には，守秘義務があります．また，個人情報保護法に則って，対象者である被害者の情報管理を行う必要があります．事件関係者以外にも，報道関係者などにうっかり情報を提供することがないようにしなければなりません．

　故意ではなくても，相談や診察において，話し声が外に漏れてしまわないよう診察室等の環境配慮も必要です．

　また，DV・ストーカー被害の疑いがあれば，安全確保に努め，早急に警察や支援相談センターに通報すべきか検討しなければなりません．一時的保護や親子分離によって，加害者から逃げることができたとしても，加害者が親密な関係者として，被害者の居住先や被害状況等の情報を求めてくることもあります．被害者自身の同意なく情報を開示することのないよう，秘密が守られるよう関係者・関係機関との事前の安全対策（想定問答，報告システム）を講じておきましょう．

⑤ 秘密保持と情報提供（証拠採取・保存）

　看護専門職者は，捜査への協力を求められることがあります．証拠となり得るもの（相談内容や物的証拠等）は個人の極めてセンシティブな情報です．対象者が「秘密にして欲しい」と告げて打ち明ける話や診察に応じた受傷跡もあります．DV防止法や虐待防止法等，医療関係者に被害の早期発見を求める法律には，被害情報の適切な情報提供については守秘義務より優先すると定められています．例えば，医師や助産師の守秘義務規定（刑法第134条）では，「正当な理由」（本人の同意のある場合，法令の定めがある場合，秘密にしておくことで他者・社会に重大な被害・損害が及びうる場合等）には，情報提供が正当化されます．そうであっても，守秘義務は，対象者への信頼の義務（duty of confidentiality）として，医療者に課せられています．対象者の信頼があるからこそ秘密を打ち明けるわけです．この守秘義務は，法廷においても証言を拒否する権利として保障されています（**表15**）．信頼を損なわず適切に秘密情報を取り扱うには，対象者本人の承諾を得ることが大切だといえます．

表 15　守秘義務（法廷における証言拒否の権利の保障）

●刑事訴訟法　第 149 条

　医師，歯科医師，助産師，看護師，弁護士（外国法事務弁護士を含む．），弁理士，公証人，宗教の職に在る者又はこれらの職に在った者は，業務上委託を受けたため知り得た事実で他人の秘密に関するものについては，証言を拒むことができる．

●民事訴訟法　第 197 条

　次に掲げる場合には，証人は，証言を拒むことができる．

　2　医師，歯科医師，薬剤師，医薬品販売業者，助産師，弁護士（外国法事務弁護士を含む．），弁理士，弁護人，公証人，宗教，祈祷若しくは祭祀の職にある者又はこれらの職にあった者が職務上知り得た事実で黙秘すべきものについて尋問を受ける場合

（2）保　護

> **事例**　Bさんは，夫の暴力から逃れるため，子ども 3 人を連れて身を隠し，裁判所から被告人に対する接見禁止の保護命令を受け，離婚調停を申し立てました．このことに対し，夫は，Bさんへの恨みを募らせ，Bさんの居室内に侵入したところ警察に通報・逮捕されました．

　刑法は，実際に犯罪行為が発生しなければ機能しません．特に家庭内・プライベートな問題に関しては，慎重です．そこで同居関係にある配偶者や内縁関係，親子関係等親密な関係にある者からの暴力被害者の救済・支援に関する法律があります．

① 相談と一時保護の場の設置

　事例のBさんが子どもを連れ「身を隠す」には，どこに支援を求めればよいのでしょうか．暴力被害をなくすには加害者から離れる必要があります．親密な関係から「逃げる」ことは容易ではありません．このためにDV防止法では，相談と一時保護を行う場を設置するとしています．相談窓口として，都道府県の婦人相談所等に配偶者暴力相談支援センター（以下，「相談支援センター」）を，市町村単位で支援体制を整備しており，厚生労働大臣が定める基準を満たす民間シェルターに一時保護を委託しています．そこでは，被害者の自立支援のため就業の促進，住宅の確保，援護等の制度の情報提供，関係機関との連絡調整等適切な対応等の支援があり，相談件数は年々増加しています．

② 保護命令制度

　身を隠すにも限界があります．Bさんが，子どもと共に安心した生活を送れるようにするため，次なる行動に出なければなりません．加害者を被害者や子どもに近づけないよう，あるいは住居から出て行くように，裁判所から命令を発してもらうのが，裁判所の保護命令申立です（**表 16**）（DV防止法第 10 条）．DV被害者は，地方裁判所に保護命令の申立を行う際には，所在地を管轄する地方裁判所に必要書類を提出し

表 16　裁判所による保護命令の一覧

被害者への接近禁止命令		6 カ月	被害者の身辺につきまとったり，被害者の住居，勤務先等の付近を徘徊することを禁止する命令
*本人への接近禁止命令の実行性の確保のため	被害者の子又は親族等への接近禁止命令	6 カ月	被害者と同居する被害者の未成年の子ども又は被害者の親族その他被害者と社会生活において密接な関係を有する者への上述の行動を禁止する命令
	電話等禁止命令	6 カ月	被害者に対する面会の要求，監視の告知，乱暴な言動，無言電話，緊急時以外の連続する電話・FAX・メール送信，汚物等の送付，名誉を害する告知，性的羞恥心の侵害の全ての行為を禁止する命令
退去命令		2 カ月	配偶者に，被害者と共に住む住居から退去するよう命じる

表 17　つきまとい行為（ストーカ規制法第 2 条第 2 項第 1 号〜4 号）

- つきまとい，待ち伏せ，押しかけ　・監視していると告げる行為・面会・交際の要求
- 乱暴な言動
- 無言電話，連続した電話，ファクシミリ，電子メール　・汚物などの送付
- 名誉を傷つける　・性的羞恥心の侵害

ます．

　裁判所が保護命令を下すのは，身体的暴力または生命等に対する脅迫により申立人の生命・身体に重大な危害を受けるおそれが高いと判断した場合です．審理期間は保護の申立てから 10 日程です．相手方がこの命令に違反すると，1 年以下の懲役または 100 万円以下の罰金に処せられることになります（DV 防止法第 29 条）．保護命令は，離婚調停において有利になります．

③ ストーカー行為等の規制等に関する法律（ストーカー規制法）

　ストーカー規制法は，「恋愛感情その他の好意の感情又はそれが満たされなかったことに対する怨恨の感情を充足する目的」として，DV 防止法では対象に含まれていない共同生活をしていない恋人・元恋人も対象者としています．1999 年に起こった**桶川ストーカー事件**を契機に，2000 年に成立・施行されました．「ストーカー行為」とは，同じ人につきまとい等を反復して行うこととされています（**表 17**）．

　ストーカー行為を止めさせるため，警察より相手方に警告を発するよう求めることができます（ストーカー規制法第 4 条）．しかし，警告だけで効果なく，その後もストーカー行為が継続するようであれば，公安委員会に禁止命令を求めることができます（ストーカー規制法第 5 条）．この禁止命令に違反すると，1 年以下の懲役または 100 万円以下の罰金に処せられます．さらに裁判所に告訴し有罪判決を得れば，6 月以下の懲役または 50 万円以下の罰金に処せられます（ストーカー規制法第 13 条）．

NOTE
桶川ストーカー事件の概要

元交際相手による自宅への押し掛けや自宅周辺の徘徊等があり，被害者や家族が警察に相談をしていたものの告訴の受理の先延ばし等がなされ，適切な対応や捜査がなされないまま，被害者が殺害された．脅迫，暴行等の犯罪が既に成立している案件で，被害者に対する危険が切迫している事案については警察が積極的な被害者保護や捜査を行うことが求められた．

(3) 救済・支援

① 犯罪被害者等基本法による基本政策の枠組み

　犯罪被害者は，加害者から十分な被害の回復を受けられないまま，社会からの支援もないばかりか，過剰な報道等で生活の平穏を害され孤立した状況に置かれてきました．2004年11月，犯罪被害者等のための施策を総合的に策定・実施するために，その基本理念，国等の責務など基本となる事項を定める犯罪被害者等基本法（平成16年12月8日）が成立しました．

　本法は，犯罪被害者とその家族・遺族が，被害から回復し，再び平穏な生活を営むことができるよう支援すること，また刑事手続に適切に関与することができるよう国や自治体が計画・施策をするよう規定しています（図14）．

② 健康回復のための支援

a．犯罪被害者支援制度に係る公費支出制度

〔平成18年6月8日通達甲（総．企．被給）第9号，平成24年3月改正〕

　犯罪による受傷病に対する医療費を補塡する制度です．性犯罪の場合には，継続診療費についても公費支出が認められています．医療費には，診察・処置料，性感染症検査費用，緊急避妊薬費用，人工妊娠中絶費用，カウンセリング費用，診断書料（捜査や犯罪立証のために必要な場合）等が含まれます．この制度を利用するには，警察に被害を届け出る必要があります．性犯罪被害者への支援と健康回復のための措置と同時に，被害者による告訴につなげる意図があります．

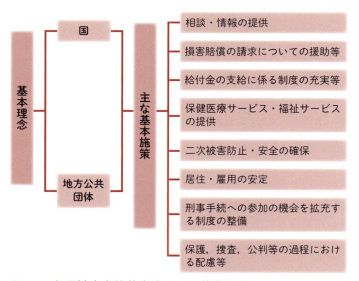

図14　犯罪被害者等基本法による基本施策

b. 自立生活促進のための支援

犯罪被害者等給付金の支給等による犯罪被害者等の支援に関する法律（昭和55年5月1日法律第36号）は，犯罪行為により生命を奪われる，あるいは重傷病・傷害等重大な被害を受けた犯罪被害者の損害，高額な医療費の負担，収入の途絶等の経済的な負担を緩和し，生活が再構築できるよう支援することを目的とするものです．給付金の申請を行う場合，都道府県公安委員会に住民票，診断書，医療費領収書等必要な書類を提出します．支給裁定によって，給付金を受領できます．

また被害者が新たに自立して生活を行うためには，各自治体の福祉サービス（生活保護，児童扶養手当，母子生活支援施設入所等），公共職業訓練，母子家庭等就業自立支援事業等を活用できます．

c. 損害賠償

公費による補償とともに，本人自身が加害者から受けた損害を補填してもらう制度として損害賠償請求という手段があります．

> **事例** Cさんは幼少期に叔父より継続的に性的虐待行為を受けたことで外傷後ストレス障害（PTSD）を発症したとして，当該叔父に対して不法行為に基づき慰謝料等損害賠償の支払いを求めた．地裁判決では，最後の虐待行為から訴訟が提起まで20年経過していることから，除斥期間の経過によりCさんの訴えを認めないとしたが，控訴審では，Cさんの症状の1つのうつ病の発症を起算点として，治療関連費や慰謝料の請求を認めることとした．
> （平成26年9月25日札幌高等裁判所判決　LEX/DB25504930）

被害者側が加害者への責任を追及する手段ではありますが，自身の治療費や精神的な苦痛に対し，金銭で算定した額の賠償を求めるものです．原告側（被害者）が勝訴判決を得ても，加害者側に賠償金を支払うだけの財力がないということもあるので，裁判を行う上で被害者は費用対効果を検討することになります．

d. 警察対応

医療者には，対象者の被害情報をアセスメントし適切な人や適切な機関に通報する早期発見者としての役割があります．アセスメントを裏付ける情報は，捜査においても重要な証拠・証言となるものです．また，診察・治療の際に，被害者のケアを行う看護者が証拠となるものを失わせることがないように注意しなければなりません．告訴は，本人の意思によるので，告訴しないと判断する対象者には，証拠保存と廃棄方法を説明しておかなければなりません．物証に関しては，警察に提出するか否かにかかわらず，記録は診療録では5年間（最低限）は保存義務があります（医師法第24条）．

| 4 | 性暴力被害者支援に必要な法律

2 刑事・司法制度

　被害者の中には，捜査・裁判手続きにおいて心ない処遇や取扱いを受け，申立を躊躇したり，不安な思いに耐えられなくなり申立を途中で取り下げたりすることもあります．捜査・司法関係者は，性犯罪被害者の状況，状態を十分に理解し対応することが求められています．捜査や裁判に関わる医療者にも言えることです．以下，刑事手続，司法過程の概略を示しておきます．

　性犯罪の加害者が逮捕され，刑罰に処せられるためには，被害者の意思と捜査への協力が必要となります．被害者に事件を思い起こさせてしまいますので，被害者の負担を軽減するよう取り組まれています．性犯罪の場合は，告訴期間の制限はありません．なお，強制わいせつ行為・強姦等の行為に加え傷害致死行為，あるいは集団による強姦行為の場合は，本人の申し出によらず起訴されます．

（1）刑事手続について（図15）

　被害者や関係者が事件の発生を捜査機関に届出・相談をするところから刑事手続が始まります．捜査機関（警察）は，事件性があると判断すると，事実関係を確認し犯人（被疑者）を特定するよう，事情聴取，証拠採取の発見・収集・保全，実況見分等捜査を行います．被疑者が特定され，警察はその者の任意もしくは逮捕により身柄を確保・拘束し取り調べをします．警察は，逮捕から48時間以内にその身柄を検察に送致（身柄か書類）します．検察官は，必要な捜査後，被疑者を裁判にかけるかどうかを決定します．

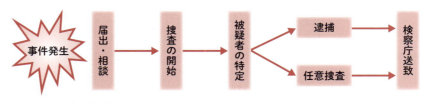

図15　刑事手続き

（2）裁判過程

　公訴の提起（起訴）がなされると，裁判で被疑者は被告人となり裁判で刑事責任を追及されます（図16）．

　検察は，起訴処分・不起訴処分，また家庭裁判所送致（少年事件の場合）等の事件処理を行います．起訴処分は，裁判所の審判を求める処分です．日本は三審制ですので，地方裁判所の判決に不服があれば，裁判が確定する前（判決の宣告から14日以内）に高等裁判所に控訴を，その判決も満足いかない場合は，最高裁判所に上告することができます．

　刑事事件では，被害者ではなく検察官による裁判となりますが，被害者が参加し意

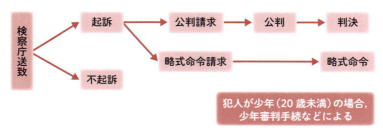

図16 裁判過程

見を述べる機会が保障されるよう求められ，被害者はプライバシーを保障されたうえで（遮蔽を設ける，ビデオリンクによる尋問等）直接参加できるようになっています．

● 文献

1) 日本看護協会監修：新版看護者の基本的責務―定義・概念／基本法／倫理．pp.42-48, 日本看護協会出版会，2006.
2) 浅田和茂：現代刑法入門．第3版補訂，pp.178-180, 257-269, 有斐閣，2014.
3) 井田良：基礎から学ぶ刑事法．第5版，pp.224-253, 276-291, 有斐閣，2013.
4) 角田由紀子：性と法律－変わったこと，変えたいこと．pp.133-172, 岩波新書，2013.
5) Jo Goodey：Victims and Vicimology：Research, Policy and Practice. Pearson Education Limited, 2005／西村春夫監訳：これからの犯罪被害者学―被害者中心的症への険しい道．成文堂，2010.
6) 吉田謙一：事例に学ぶ法医学・医事法．第3版，pp.212-222, 359-372, 有斐閣，2010.
7) 野﨑和義・柳井圭子：看護のための法学．第4版，pp.123-129, ミネルヴァ書房，2016.

性暴力被害者支援における ネットワーク機関

性暴力被害者を支援するにあたり，支援者は被害者を取り巻くネットワークと連携先を知っておく必要があります．ここでは，医療機関以外の主な連携先とそこでの支援の概要を紹介します．

〈行政機関〉

● **内閣府**（www.cao.go.jp/）

「女性に対する暴力をなくす運動」をはじめとする広報啓発活動や，配偶者からの暴力被害者支援情報の提供，調査研究等を行っています（男女共同参画局）．2012年5月には「性犯罪・性暴力被害者のためのワンストップ支援センター開設・運営の手引～地域における性犯罪・性暴力被害者支援の一層の充実のために～」（犯罪被害者等施策推進室）を公表し，関係機関・団体へ配布しました．

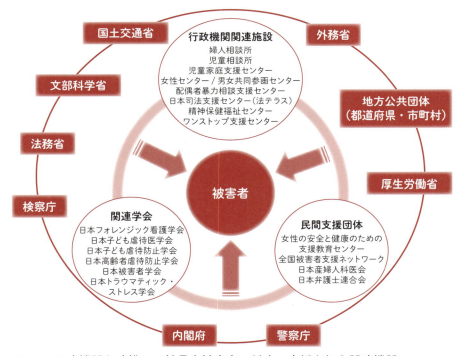

図17　医療機関と連携して性暴力被害者に対する支援を行う関連機関

●**警察庁**（www.npa.go.jp/）

　指定された警察職員が被害女性に対して，病院の手配，自宅等への送迎，困りごとの相談等の支援活動を行っています．女性警察官による被害女性の事情聴取体制がとられ，内装や設備等に配慮した事情聴取室や被害者支援用車両を活用し，またその被害に係る初診料，診断書料，緊急避妊措置費用，検査費用等を公費で支給しています．また性犯罪被害者に対する治療，カウンセリング，法律相談等の各種支援とともに証拠採取，事情聴取等の捜査を 1 か所で一度に行うなど関係機関・団体と連携を図っています．

●**法務省**（www.moj.go.jp/）

　犯罪被害者等に対する人権侵害の疑いのある事案については，人権侵犯事件として調査を行い，事案に応じた適切な措置を講じています．また，被害者等通知制度により，検察庁，刑事施設，地方更生保護委員会および保護観察所が連携して，被害者等からの希望に応じて，事件の処理結果，裁判結果，加害者の刑の執行終了予定時期，釈放された年月日，刑事裁判確定後の加害者の受刑中の処遇状況に関する事項，仮釈放審理に関する事項，保護観察中の処遇状況に関する事項等を通知し，その精神的負担の軽減を図っています．

●**検察庁**（www.kensatsu.go.jp/）

　犯罪被害者等からのさまざまな相談への対応，法廷への案内・付き添い，事件記録の閲覧，証拠品の返還などの各種手続の手助けをするほか，犯罪被害者等の状況に応じた関係機関・団体等の紹介を行い，各地方検察庁に被害者専用電話・ＦＡＸ として被害者ホットラインを設置しています．

●**厚生労働省**（www.mhlw.go.jp/）

　暴力被害者支援についての「チーム医療推進のための基本的な考え方と実践的事例集」（2011 年）を取りまとめ，ホームページ等で周知しています．また，医療機関に対してワンストップ支援センターについての啓発を行うほか，その開設に向けた相談に対応しています．

●**文部科学省**（www.mext.go.jp/）

　学校で児童生徒が犯罪被害者となる事件が発生した場合に，当該児童生徒の相談窓口として学校が有効に機能することを支援しています．学校内における連携および相談体制の充実，相談対応能力の向上等に対する研修や指導，教育委員会による取り組みの促進を行っています．

●**外務省**（www.mofa.go.jp/mofaj/）

　2013 年 4 月の G8 外相会合で，「紛争下の性的暴力防止に関する宣言」が採択され，同年 9 月，この取組に賛同する幅広い関係国の間で「チャンピオンズ・ネットワーク」を立ち上げ，114 か国が参加する形で，新たに宣言を発表しました．日本は，このイニシアティブを強く支持し，紛争下の性的暴力関連のプロジェクトに資金を拠出しました．

●**国土交通省**（www.mlit.go.jp/）

　被害者の民間賃貸住宅への入居に際して必要となる保証人が確保されない場合，民

間の家賃債務保証会社等に関する情報の提供について，配偶者暴力相談支援センターと連携を図ることを関係業界団体へ要請することによって，被害者の居住の安定を図っています．

●**地方公共団体（都道府県・市町村）**

犯罪被害者相談窓口を設け，犯罪被害者等への相談業務を行っています．また，国・地方公共団体やその他の関係機関・団体が行っている支援に関する情報提供を行い，犯罪被害者等が必要な支援をスムーズに受けられるよう，関係機関・団体との連絡，調整を行っています．

〈行政機関関連施設〉

●**婦人相談所**

女性の抱えるさまざまな問題に関する相談業務，カウンセリング，一時保護等を実施する機関として設置されています．配偶者からの暴力被害者を支援する配偶者暴力相談支援センターの機能を果たし，多くの都道府県で中心的役割を担っています．また，人身取引被害者の保護も行っています．

●**児童相談所**

児童が性的虐待を受けていることが疑われる場合に相談に応じるほか，必要に応じ一時保護などを行っています．性的虐待の事例は，ワンストップ支援センターに産婦人科診療を依頼します．

●**児童家庭支援センター**

虐待や非行等の子どもの福祉に関する問題について，子ども，母子家庭，地域住民などからの相談に応じ，必要な助言を行っています．また，保護を必要とする子どもや保護者に対して指導を行うとともに児童相談所等との連携・連絡調整を行っています．

●**女性センター／男女共同参画センター**

都道府県，市町村が自主的に設置している施設で，男女共同参画に関する情報提供，女性グループや団体の自主的活動の場の提供，相談，調査研究等多様な活動を行っています．配偶者暴力相談支援センターの機能を果たしている施設や女性に対する暴力専門の相談窓口を設置している施設もあります．

●**配偶者暴力相談支援センター**

配偶者（事実婚や元配偶者を含む）からの暴力の被害者に対して相談や関係機関の紹介，被害者や同伴家族の一時保護，被害者の自立支援を行う上で中心的な役割を果たしています．

●**日本司法支援センター（法テラス）**

2006年4月に，総合法律支援法に基づいて設立された公的な法人で，犯罪被害者等が，そのとき最も必要な支援が受けられるよう，①刑事手続の流れや各種支援制度等，法制度に関する情報の提供，②犯罪被害者支援を行っている相談窓口の案内，③犯罪被害者支援の経験や理解のある弁護士の紹介を行っています．

● 精神保健福祉センター

　性犯罪・性暴力被害者を含む心のケアとして，精神保健福祉に関する相談指導を行っており，心の健康相談から，精神医療に係る相談，社会復帰相談をはじめ，アルコール，薬物，思春期，認知症等の特定相談も実施しています．

● ワンストップ支援センター

　ワンストップ支援センターは，性犯罪・性暴力被害者に，被害直後からの総合的な支援（産婦人科医療，相談・カウンセリング等の心理的支援，捜査関連の支援，法的支援等）を可能な限り一か所で提供することにより，被害者の心身の負担を軽減し，その健康の回復を図るとともに，警察への届出の促進・被害の潜在化防止を目的として設置されています（2016 年 3 月現在　23 か所）．

〈民間支援団体〉

● 女性の安全と健康のための支援教育センター（shienkyo.com/）

　女性・子どもへの暴力と取り組む支援者のための非営利団体で，1999 年に設立され，研修や公開講座によりさまざまな専門分野で活動する性暴力被害者支援看護師（SANE）を養成しています．

● 全国被害者支援ネットワーク（nnvs.org/）

　犯罪等の被害者ならびにその家族およびその遺族の被害の回復と軽減に資することを目的として，1998 年に設立され，情報交換，教育および訓練，調査および研究，広報および啓発に関する事業を行っています．

〈関連学会〉

● 日本産婦人科医会（www.jaog.or.jp/）

　「産婦人科医における性犯罪被害者対応マニュアル」（2008 年 6 月），「性犯罪被害者診療チェックリスト」（2011 年 12 月）を作成し，産婦人科医療（救急医療・継続的な医療・証拠採取等）の役割を担っています．

● 日本弁護士連合会（www.nichibenren.or.jp/）

　日本司法支援センター（法テラス）運営に協力しています．多くの支援団体と連携し，被害者援助に詳しい弁護士や相談窓口を紹介するとともに，国選被害者参加弁護士制度を担っています．

〈その他の関連学会〉

　日本フォレンジック看護学会（jafn.jp/）

　日本子ども虐待医学会（jamscan.childfirst.or.jp/）

　日本子ども虐待防止学会（jaspcan.org/）

　日本高齢者虐待防止学会（www.japea.jp/）

　日本被害者学会（victimology.jp/）

　日本トラウマティック・ストレス学会（jstss.org/）

第3編

性暴力被害者支援の実践

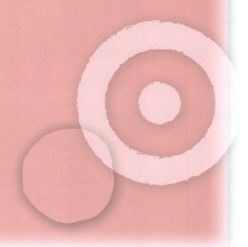

1 急性期における医療機関での対応

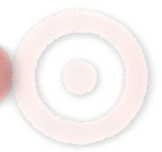

　性暴力被害者支援の実践にあたり，支援者側の重要なポイントとして，①被害者に寄り添う姿勢を持つこと，②被害者の健康的な部分にも着目すること，③多職種との連携をすすめること，④できるだけ平常心でふるまうこと，⑤トラウマの影響を軽く見ないこと，⑥個人プライバシーの配慮を最優先にすることなどが挙げられます．

　この章では，具体的に医療機関での看護ケア対応の実際について学んでいきましょう．

　内閣府犯罪被害者等施策推進室は「性犯罪・性暴力被害者のためのワンストップ支援センター開設・運営の手引き」[1]の中で，国内の支援体制が不十分であること，被害者のために必要な支援につなぐ機能・役割を果たす人と場所が必要であると示唆し，被害直後からの総合的な支援の提供が必要であると述べています．総合的な支援には，産婦人科医療，相談・カウンセリング等の心理的支援，捜査関連の支援，法的

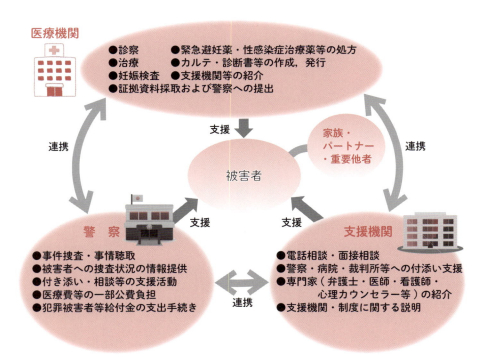

図1　医療機関・警察・支援機関の連携

支援等があります. ワンストップ支援センターは, 性犯罪・性暴力被害者に, 被害直後からの総合的な支援を可能な限り一か所で提供することにより, 被害者の心身の負担を軽減し, その健康の回復を図るとともに, 警察への届出の促進・被害の潜在化防止を目的とするものです.

ワンストップ支援センターの核となる機能は, ①支援のコーディネート・相談及び②産婦人科医療 (救急医療・継続的な医療・証拠採取等) であり, 手引きには以下の3つの型が提案されています. 産婦人科医療を提供できる病院内に支援コーディネートや相談の機能を担う相談センターを置く「病院拠点型」, 相談センターを拠点とする「相談センター拠点型」, 病院や相談センターを確保することが困難である場合は, 「相談センターを中心とした連携型」です. どの形態でも24時間の対応が求められています.

このように被害者を中心とした支援, 支援機関の連携が求められています (図1).

1 性暴力被害者支援における医療機関の役割

性暴力被害者支援では, 被害直後からの総合的な支援の提供が必要です. 総合的な支援には, 産婦人科医療, 相談・カウンセリング等の心理的支援, 捜査関連の支援, 法的支援等があります. この中で産婦人科医療は, 妊娠, 性感染症の検査, 緊急避妊薬・性感染症治療薬等の処方や身体的外傷の診察, 治療といった被害直後の救急医療, 性感染症検査や心身の負傷状況に適した継続的な医療, 証拠採取等の役割を担っています. 特に急性期に対応する場合, 産婦人科の担う役割は大きいと言えます.

医療機関が担う役割と責任は, ①被害者に必要な医学的, 心理的治療やケアを提供すること, ②質の高い証拠採取を行い, 正確な記録を残すことによって, 被害者を法医学的な手続きの面で支援することです (p.126, 図2参照).

2 医療機関における対応・看護ケアの実際

① 被害から医療機関受診までの流れ

性暴力被害者が病院を受診するまでの経緯としては, 被害者本人または被害者以外の人から受診の相談電話がある場合と, 相談電話なしに受診する (意図的に被害を受けたことを黙っている被害者もいます) 場合が考えられます. 被害からの経過時間に関しては個人差があるため必要に応じた対応が求められます.

a. 相談電話から受診までの対応

性暴力被害者の受診について, 病院に連絡が入る場合には, 次の3つのパターンが考えられます. 1つ目は, 本人から直接連絡がある場合です. 2つ目は, 家族や友人, NPO等の性暴力被害者相談員から「(身近な人に) こういう相談をされたんだけれど」

| 1 | 急性期における医療機関での対応　**123**

と相談電話がかかってくる場合です．3つ目は，警察から「性暴力被害者が警察に来ており，医療的な検査のために病院に連れて行きたい」という連絡がある場合です．

　いずれの場合も基本的対応は同じです．以下のことを相談者に確認し説明します．相談者が相談行動をとれたことに関してねぎらうことも必要です．

【電話対応における確認事項】

● 緊急度の確認

　生命を脅かすような深刻な身体外傷がないか，犯人がまだ近くにいて被害者の安全が脅かされていないかを相談電話口で判断します．一刻を争う場合には救急車の要請や救急対応が可能な病院の受診，110番通報を考慮します．生命を脅かすような状況にないと判断した場合は，被害者に来院できるかどうかと，その時刻を聞き，対応方法を判断します．

● 来院目的の確認

　相談電話では，相談者の来院目的を確認し，必要に応じてどのような医療を提供できるのかを簡潔に説明します．

● 来院時刻の調整

　電話があってからすぐに来院してもらうかどうかは，その時々の状況により判断を要します．被害からの時間経過・身体外傷の有無等から緊急対応が必要かを判断します．受け入れ体制として被害者のプライバシーを守ることができる環境と対応を整えることも必要です．外来診療で被害者のプライバシーが守られる環境や対応ができない時は，来院時刻の調整が必要になることがあります．被害者が人目にさらされる病院の廊下で長い時間待つよりは，家族や友人や支援者に傍にいてもらい，本人が安心できる場所で待ってもらったほうがよいでしょう．来院時刻の調整が必要な場合はその旨を伝え，本人の都合を聞きながら調整を図り，了解を得ます．

● 来院方法の確認と来院時の説明

　被害者が誰と，どこからどのように来院するのかを確認します．付き添い者が必要な場合には，付き添い者の氏名を確認しておきます．警察からの問い合わせがあった場合は，所属警察署と担当者氏名を確認しておきます．来院時刻によっては，公共の交通機関が動いていない場合もあります．初めての来院の場合もあるので，来院方法や道順等を説明し，問題がないかを確認します．病院玄関が施錠されている時間帯は，被害者や付き添い者が，どの出入り口から来院すればよいのかも予め伝えておきます．

　病院に到着した際の対応は，相談者には「受付で，看護師の○○を呼んでください」と説明しておきます．担当する看護師を決めておき，受付にも「これから□さんが（または△△署の人が）来るので，来たら看護師○○につないでください」等と伝えておきます．被害者が来院した際，受付窓口で不要な気を遣わなくてすむように配慮しておくことが最低限必要なことです．

● 来院までの過ごし方，持ち物等について説明・確認

　被害からの経過時間を確認し，説明内容を検討します．被害直後の場合には，シャワーや咳嗽，飲水等をせずに来院するように伝えます．洋服や下着等も被害の事実を

示す証拠となり得るため，捨てずに持参するように説明します．洋服や下着を着替えていた場合には袋に入れて持参するように伝えます．

b. 直接受診の場合

被害者本人や付き添い者が，問診や診察の際に被害に遭ったことを打ち明けることがあります．または，一切被害にあったことは言わずに「性病と妊娠の検査をしてほしい」と来院する人もいます．産婦人科や救急外来の看護師は，来院者の中に，性暴力被害後の診察や検査のために受診している人がいるという認識をもっておく必要があります．

② 病院に来院してからの対応

a. 受診時の対応

●担当者の挨拶と問診場所の確保

本人に会ったらまず，看護師は自分の名前を名乗り挨拶をし，プライバシーが守られるところへ案内します．専用の場所がない場合は臨機応変に，院内にある適した場所を準備します．屋内で被害にあった女性の場合には，ドアが閉まってしまうことによって恐怖が強まることもあります．プライバシー保護は大切ですが，安全感，安心感に配慮することが重要です．

●被害状況の確認：情報収集とアセスメント（図2）

基本的に，本人にすべて確認しながら話を聞き取ります．その際，被害の詳しい状況を何度も聞かれることは，本人の苦痛になります．そこで，警察官や支援員が同行している場合には，担当の警察官または支援員から事件のあらましについて話を聞いてよいか，本人に確認します．本人の同意が得られた場合は，警察官から簡単な被害状況を聞きます．

＊ナーシングポイント＊

外傷などの身体的アセスメントにおいて，まずはどこをどのように診察し，どのような検査が必要なのか1つひとつ被害者に説明し，本人の了解を得ながら進めていくことが大切です．写真に残しておいたほうがよい場合には，本人に説明し同意を得る必要があります．米国やカナダでは，「私は，次の事柄に同意します」という文言に始まり，「検査は拒否するが，治療を拒否するものではない」など，被害者自身がどのような証拠採取に同意したのかわかりやすく文章化されています．日本においても今後，丁寧な同意書が必要だと思います．

＊ナーシングポイント＊

被害状況を詳細に聞き，犯罪の有無を判断するのは犯罪捜査の専門家の仕事であり，医療者の役割ではありません．この点を混同しないように注意します．「犯罪捜査」は医療者の役割ではないことを認識する必要があります．

| 1 | 急性期における医療機関での対応　125

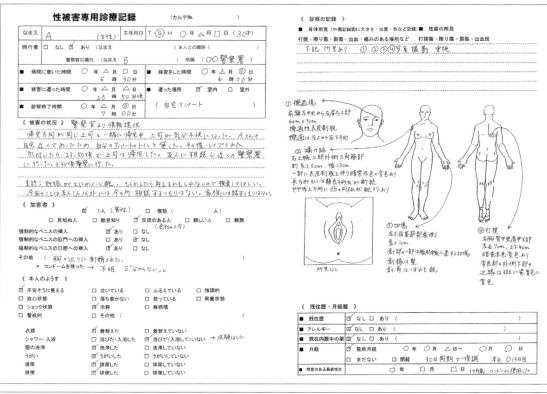

図 2　性被害専用診療記録

記録指導：兵庫医科大学法医学講座　主田英之

記録を残すことを本人に説明し，了解を得ます．警察から得た情報を本人に確認していきます．「ペニスを腟に無理やり挿入されたと聞いていますが，間違いありませんか」などと1つずつ順番に聞いていくことと，聞き漏らしがないことが重要です．そのためには，チェックリスト形式の記録用紙は便利で有用です．性暴力は犯罪であり，医療機関での記録も裁判で使用されることもあります．正確な記録が重要になります．

こうして得られた情報から，必要な診察，検査・治療をアセスメントし，本人の意思確認へつなげます．

● 提供できる支援の説明と本人の意思確認：同意書の確認

アセスメントに基づきながら，必要と判断される診察や検査，治療について説明し，本人に意思確認を行います．その施設で提供できる支援を被害者本人に説明し，治療内容や証拠採取等の実施の希望について確認後，同意書のサインをもらいます．

＊ナーシングポイント＊

支援で重要なことは，証拠を採取しなければ治療ができないわけではないということを医療者が理解することです．治療だけ，妊娠予防だけなど，本人の希望が最優先されることが重要です．そのために，支援のプロセスの中で具体的な個々の選択肢を提示することが必要です．被害者本人が「はい，いいえ」で答えられるような質問を心がけ，本人の意思を丁寧に確認していきます．"本人が自分の意思で選んで次の行動に進む"というプロセスがすでに治療的対応の一環になっていることを理解して対応することが必要です．

● 診察の介助

医師の診察時には，被害者の傍らで医師と共に診察や検査，処置について説明し，本人の意思を確認していきます．現在の日本の医療現場の状況として，被害者が希望する医師の診察を受けられるとは限りません．小西[2]は，「性暴力被害やDV被害はほとんどの加害者が男性であるため，心理的反応として被害者は男性治療者に恐怖心を抱き拒否することもある．可能であれば女性治療者に変えたほうが良いかどうか本人に確認したほうがよいこと，女性看護師がいれば多くの助けを得ることができる．被害者の負担を減らし二次被害を避けるためには配慮することが望ましい」と述べています．一概にすべてが当てはまるわけではありませんが，被害者と同性の看護師が診療に際して被害者の意思確認を支援することは重要なことといえます．

③ **全身のフィジカルアセスメントと記録**（図2）

観察を記録しながら行います．頭の上から順番に，人体モデル図に何cm×何cmの傷，というように書き込みながら観察します．漏れなく正確に記録することが求められます．創部がある場合には，本人の同意が得られれば大きさが分かるように定規とともに写真に残します．

a. 着替え

本人が被害にあったときの服装のままであれば，病院にあるガウン（全身を覆えるようなもの）などに着替えてもらい，フィジカルアセスメントを始めます．着替える際には，大きな紙シートを用意してその上で着替えてもらいます．暴行現場や加害者に関する証拠となる可能性のある，草や陰毛，頭髪などの異物が採取できるかもしれません．衣服のしみや破れも記録します．衣服等は必ず空気乾燥させてから，しみがある場合には他の部分と接触しないように畳み，別々の紙袋に入れてラベルを貼り保管できるようにします．被害者がすでに着替えていた場合には，被害時に着用していた衣服の保存について説明します．

b. フィジカルアセスメントの手順

身体に突然触れてはいけません．まず視診を行い，頭部からつま先まで順番にきちんと観察します．暴行を受けた直後の場合には，被害当時の状況を本人があまり覚えていないこともあります．本人の了承を得ながら，全身すべての箇所を見ていきます．

腫れているような場所があれば，患部の皮膚色で時間的経緯を推測します．打撲部位は時間が経つにしたがって，赤→紫や青→黄緑→黄色と変色し，2週間ほどで消失します．新旧の打撲が混在していることもあります．そのような時は，「ここに黄色っぽいアザがありますけど，前にどこかでぶつけましたか？」というように聞きながら，特定の加害の結果として残った傷であるのか，それとも日常生活上で起こった傷であるのかを確かめます．気になったところすべてについて本人に聞きながら観察をします（警察からの紹介で来院した場合には，身体の傷などの観察は終了していることもあります）．

頭を殴打された場合には，髪の奥に傷がないか，腹部や背部や臀部には，押し倒されて接触したなどでアザがついていることもあるので，上肢や下肢といった外から見えやすいところ以外も隅々まで確認します．

口の中にペニスあるいは異物の挿入があった，あるいは殴られたという情報を得ている場合には，身体の表面を一通り観察し終えた後，本人に確認しながら口腔内を必ず観察します．口腔内に無理な異物挿入があると，唇をめくったところに皮下出血を起こしていることがあります．また，軟口蓋と硬口蓋の境に，ペニスや異物の先端があたって，点々と内出血を起こすこともあります．顔面を殴打された場合は，頬の内側に点状出血が残ることがあります．外側から見ると何も跡がない場合でも，歯の刺激で口腔内に傷が残っていることがあるので確認が必要です．

続いて性器，肛門およびその周囲の観察をします．まず視診で大きな傷がないかを確認します．必要時，綿棒で擦過したり，内部を腟鏡を使って観察します．

視診で見えない精液の付着は，ウッズ・ライトという特殊なライトに照らしてみるとわかることがあります．このライトは紫色に光り，精液に反応します．通常は部屋を暗くして使用します．本人が「真っ暗なのは嫌だ」と言ったら使用せず，使用するときは，「部屋を暗くしますけれど，いいですか？」と確認して，暗室で全身に光を順番にあてていくと，精液がこの光に反応してそこだけがボーっと光って見えます．その部分に精液がある可能性があるので，綿棒で擦過しておきます．なお，このライ

トは精液だけではなく石鹸などにも反応するため，光った場所が必ずしも精液の付着部位ではありませんが，肉眼では確認できない付着部位を推定する意味では役に立ちます．

　肉眼でとらえられない小さな傷にも反応するのは，トルイジン・ブルーです．視診や，少し触っただけでは傷が観察しにくい場合，例えば，外陰部の観察時に，「痛い」と言われたけれども目には傷は見えないというときに使います．傷を確認したら，「トルイジン・ブルーを使った」という事実とともに観察記録を残します．

c．証拠の残し方

● 記録のとり方

　看護記録，診察記録に記録を残します．
　傷の記載内容（図2　診療記録記載例参照）
　受傷部位・大きさ深さ・色調
　受傷後の経過
　　受傷場所，受傷機序，来院までに行った処置
　　受傷した時間，受傷から来院までの時間

● 写真撮影

　①準備：事前に専用カメラ等を準備しておきます．
　②撮影技術：正確に残すために下記に気を付けます．
　　・撮影方向は，対象に対して真正面から撮影します．
　　・フラッシュ使用で白抜けしないように順光で撮影します．色調は傷の判断において大切です．
　　・ピントを合わせます．
　　・背景に余計なものが多大に映らないようにします．
　③有効性の担保
　　・最初に顔面を入れた全身を撮影します．
　　・定規等と傷を一緒に撮影します．
　　・1つの傷に対して2枚は撮影します．
　　　＊身体のどの部位の傷なのか把握するために広範囲撮影をします（図3）．
　　　＊傷そのものを詳細に記録するために狭範囲撮影をします（図4）．
　④画像管理
　　・プリントしてカルテに貼付します．
　　・データで提出することもあります．施設内で管理方法，管理者を決めておきます．

● スケッチ：写真撮影ができない場合は，トレーシングペーパー等を用いてスケッチし，傷の性状，大きさ，色調を残しておくことも必要になります．

＊ナーシングポイント＊

　生体では時間経過と共に治癒するため，損傷が明らかなうちに適切な記録を残すことが必要です．受傷の証拠を残すことは大切になります．

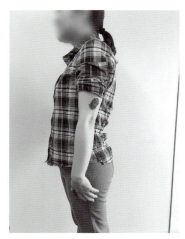
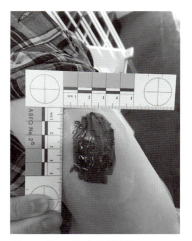

図3　傷の広範囲撮影　　図4　傷の狭範囲撮影

＊ナーシングポイント＊

　性暴力被害の急性期では解離症状に留意する必要があります．多くの被害者は自分を責め，恥辱感を持ち，恐怖心を持っているとされます．小さなきっかけでも恐怖による発作が生じ，集中力や自律性も低下していることがあります．解離によって，痛覚の麻痺や，感覚の麻痺，感情の麻痺，離人感，健忘が起きていることがあります．訴えがなく淡々とし，あまりにも冷静に感じられるときは解離が起きていることもありうると捉え，訴えがなくても慎重に観察する必要があります．

④ 証拠採取について

　警察官が同伴の場合は，性犯罪捜査用キットを持参してもらいそのキットを使用し，手順に沿って実施します．警察への被害の相談や訴えをしていない被害者の診察で証拠採取を行う際は，施設内で準備した性暴力被害検査キット（図5a～c）を使用します．病院受診中に本人の意思で警察に相談することになった場合は，警察に連絡を取ります（捜査は普通，被害場所を管轄する警察署の刑事課内の性犯罪捜査係または強行犯係が担当します）．

　また，証拠採取の前に，被害者状況や経過時間等を考慮し，どのような証拠を採取すべきなのかを検討して行います．その際も必ず，本人に確認し同意を得ながら実施していきます．法医学的証拠採取の種類は，被害の種類，被害から検査に要した時間，被害後の入浴や洗浄の有無の影響を受けます．Cehat（インド）の医学的検査実施マニュアル[3]では女性が被害後96時間（4日）までに受診した場合や時間経過が曖昧な場合には，証拠採取の実施を推奨しています．また，精子は被害後72時間（3日）を経過すると発見率が著しく低下すること，衣服や物などに付着した証拠は96時間後でも採取可能であるとしています．

　精液を観察したスライドや，膣分泌物および精液を擦過した綿棒などの検体は，検

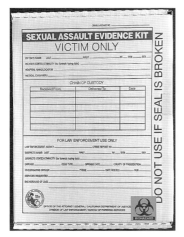

図5-a　レイプキット（性暴力被害検査キット）（図5-a, b 写真は，カリフォルニア州で使われているキット）

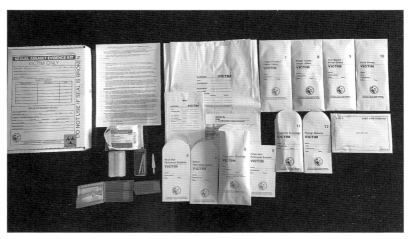

図5-b　レイプキットの内身

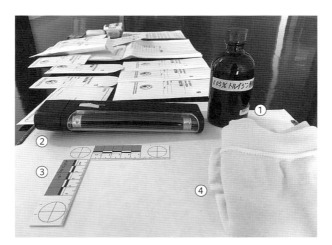

図5-c　キット以外に準備するもの
トルイジン・ブルー（①），ブラックライト（②），定規（③），着替え用の服や下着（④），カメラ

査に出すときに必ずラベルを貼ります．法的証拠にするときには「いつ採取したものか」が重要になるので，採取日時（何時何分まで記載），氏名，採取部位，検体名，採取者名も記録します．普通の検体用ラベルにすべて書くことが難しければ，大き目の宛名ラベルに書いてもよいでしょう．情報が散逸しないように，ラベルを書き，貼りながら証拠採取を進めていきます．

a．身体的証拠採取

　口の中に射精されたという訴えがある場合，咳嗽や飲食をしていなければ，歯茎に精液が残っていることがあるので，綿棒で擦過して証拠として保存します．特に，精液は最後臼歯の後ろや口腔前庭の後方に残りやすいです．身体に付着した血痕，唾液，異物，精液等は綿棒で採取します．加害者の頭髪や陰毛も証拠として有用です．

櫛を使用して採取します．加害者のものか被害者ものか区別するために被害者本人からも頭髪と陰毛を採取し，採取紙に取って封をします．被害者が加害者を引っ掻いた場合には，爪垢や切った爪から上皮細胞が検出できることがあります．そのため，すべての指から採取し別々の袋に入れます．

薬物やアルコールの影響下にあったことが考えられる際は，血液と尿を採取します．また，人工妊娠中絶を行った際は，内容物が証拠になり得ます．

b. 性器および肛門からの証拠採取

女性の陰毛に精液が付着している場合は，その部分を切り取り乾燥させてから封筒に入れます．外陰部，腟，肛門に関しては，被害の状況に合わせて実施します．タンポンなどがあれば証拠とします．

＊ナーシングポイント＊

採取を実施しても，証拠が出ないこともあります．このことは被害者本人にも説明しておく必要があります．次に何をするのか，検査の内容は何かを説明し，被害者の意見を聞き，本人に決めてもらうようにします．事件のことを思い出す可能性があること，嫌なことはやめても構わないことをきちんと説明し，医療者側の都合で進めることがないようにします．本人の同意がないことを勝手に行ってはいけません．

c. 証拠採取後の保存

証拠採取用の綿棒は必ず日の当たらないようにして自然乾燥させる必要があります．直射日光に当てたり，乾燥しないままだと証拠の腐敗を招き，使用できなくなるためです．証拠採取した物は，適切な管理が必要なため警察に提出しますが，被害者本人が提出を望まない場合にどのように保存するのかについては，予め各施設で対応を決めておく必要があります．

⑤ 感染症の検査と処方等

必要な検査項目として，妊娠反応・感染症の検査（血液検査：梅毒・HIV抗体／腟分泌物：淋菌・クラミジア）等があります．米国では，急性期における性感染症検査は実施されず，予防的な抗生剤の投与が推奨されています．HIVやB型肝炎ウイルス感染等は，被害から8週間以内での診断ができないため，時期に合わせた検査を行う必要があります．

妊娠の予防に対しては，緊急避妊があります．被害後72時間以内なら緊急避妊ピル，120時間以内なら緊急避妊リングが妊娠の予防に有用であるとされています．緊急避妊ピルの有用性は約84％であるため，3週間経っても月経が無い場合は受診してもらう必要があります．また，副作用として吐き気や嘔吐，頭痛を伴うことがあることを説明しておく必要があります．緊急避妊ピルを服用後2時間以内に吐いてしまった場合，追加して服用する必要があるので，医師に相談します．

薬の服用や副作用に関しては，服薬袋等に記入し帰宅後も被害者が確認できるようにしておきます．

⑥ 診察・検査等終了から帰宅まで

検査や処置等が終了したら，診察結果や採取した証拠について説明します.

a. 診察終了時の確認事項

●次回の来院日

性感染症の種類によっては後日検査する必要があることを伝え，次回の来院日や検査の希望について確認します.

●帰宅してからのこと

帰宅後に生じ得る急性ストレス障害の症状を説明しておきます. 本人だけでなく，付き添い者がいる場合にはその人にも伝えておきます. この時点で重い解離症状や希死念慮あるいは自殺企図がある際は，精神科への紹介が必要になります.

●相談先の紹介

警察や弁護士会，NPO のパンフレット等を使用し，本人が必要だと感じた時に相談できるよう情報提供を行います.

●帰宅方法の確認

誰とどこに帰宅するのかを確認します. 特に自宅が被害場所の場合などもあります. 支援する家族や友人，知人がいない場合には対応を考える必要があります.

b. 費用

犯罪被害給付金制度により，診察・検査，緊急避妊や人工妊娠中絶にかかる費用などの全額または一部が警察より支給されます. ただし，この公費負担運用は都道府県間で差があります. たとえば，診察や緊急避妊，中絶費用には公費負担上限を定めている都道府県もあり，再診の費用や妊娠 12 週以上の中期中絶費用の自己負担，ノルレボ錠は使用不可といったところもあります. また，性感染症の予防的抗生物質投与が公費負担の対象外であったり，診察費用が，償還払いや現物給付のみで被害者や医療施設への負担が大きいといった問題もあります. そして，被害者に被害届提出の意思がない場合や未定の場合，加害者が親族であった場合，警察認知前の受診では公費負担になるか否かが異なるという制度の制限もあります. 以上のようなことから，被害者自身が負担を強いられることがないような制度への改善が必要と考えられます.

⑦ 診療のおわりに

最後に，「あなたに必要な医療的行為はすべて終わりました. 身体にはこういう傷がありますが，何日ぐらいで治るでしょう」などと具体的に傷の状態と治癒時期を伝え，被害者が安心できるように支援します.

＊ナーシングポイント＊

急性期では，被害者はストレス反応によって，記憶が曖昧になっていたり，解離していたりすることもありますので，口頭説明だけでなく，紙面でわかりやすく説明したリーフレットなどが効果的です. 各施設で事前に準備しておくとよいでしょう. また，連携機関との協力体制を確立していくことも重要です.

| 1 | 急性期における医療機関での対応

〈性暴力被害者支援の実践にあたっての原則〉

①被害に遭った人が安全と感じる環境を提供する.

②共感的に話を聞き,批判をしない.二次被害を防ぐ.

③「悪いのは加害者であって,あなたではない」というメッセージをはっきり伝える.

④診察,検査,処置,治療は1つひとつ説明し同意を得てから行う.

⑤医療側や警察のやりたいことを優先してはいけない.本人の希望を最優先する.

⑥性暴力行為があったかなかったかの判断は医療者の役割ではない.

⑦急性ストレス障害について認識を深め,どんな症状でも受け入れ対応する.

⑧告訴に備えての診療にも対応する(法的証拠採取,記録,診断書の発行).

　性暴力被害者への急性期における支援は,医療機関が担う役割は大きいと言えます.看護師は,医師や他の支援員とともに互いに協力しながら被害者中心の支援を提供できるよう体制を整え,よりよい対応をしていきましょう(次項を参照).

3　看護展開（成人女性）

　次に性暴力被害事例を通して,被害直後の女性に対する急性期の対応ではどのようなアセスメントや看護が必要かをみていきましょう(記録は図2を参照).

看護展開の例

状況	看護師の対応のポイント		対応の結果
●月○日 AM4:30 警察から病院に電話相談あり.氏名Aさん.自宅でレイプ被害に遭い病院での診察を希望しているとのこと.	①来院時の調整 ・対応する医療スタッフ(医師・看護師)の確認と調整 ・来院時間の確認 ・来院方法,来院者(付き添いの有無も含めて確認) ・警察の連絡先の確認		・対応スタッフを確認し,来院時間を決定する. ・AM5:30に被害者Aさんと警察官2名,車で来院する旨を確認する.
●月○日 AM 5:30 被害者Aさんと警察官2名が病院に到着	Aさんを面談室に案内し,被害状況を警察から聞くことの同意を得る. 支援員について説明する.		本人が希望したため,支援◎◎センターに連絡.相談員が来院予定.

134　│第3編│性暴力被害者支援の実践

【警察から受けた情報提供の内容】 氏名：Ａさん 年齢：30歳　性別：女性 職業：派遣社員（サービス業） 経過：上司からのレイプ 帰宅方向が同じである上司と帰宅途中，上司が体調不良を訴えたためＡさんの自宅のトイレを貸した．トイレから出てくると上司はＡさんを押し倒し，レイプした．上司はその後，帰宅した． Ａさんが気付いた時，時刻は●月□日23:50であった．Ａさんは友人に電話をかけ，その後友人と共に●月○日AM3:30ごろ警察署に行き，自宅での被害の状況を話し，病院受診を希望することになった．	②被害状況の確認と情報の整理とアセスメントを行う． ≪性被害者専用診療記録に沿って実施≫ ・被害からの経過時間…72時間以内であるかどうか． ・被害の記録…証拠採取可能な個所の確認を行う． ・本人の様子…急性期ストレス障害の程度や症状の有無について観察する． ・身体所見，性器所見，既往歴，月経歴，現病歴についても確認する． ③性被害者専用診療記録の検査・治療項目について確認・記録を行う． ・治療内容・処方内容 ・検査（法医学的検査・感染症検査） ・その他 ※キーパーソン…付き添い者がいる際は付き添い者への対応も含めてアセスメントを行う．	・左記から必要な治療・検査をアセスメントし，看護診断を立案する． ・得られた情報を整理し，診療記録の記録整理を行う（看護師記載部分には，自分のサインを入れる）．
【その他の情報】 月経歴：30日型で順調 最終月経　20XX年10月17日〜5日間 妊娠歴：無 既往歴：無 アレルギー：アスピリン 交際相手：有（現在，海外に出張中） 住居：一人暮らし． 家族構成：父・母は離婚したが近県にそれぞれ在住．妹がいる． 主訴：妊娠がとにかく心配．もしかしたら訴えるかも知れないので，検査してほしい．背中をどこかに打ったらしく，背中が痛い．友人にはなんでも相談できる．今回のことは家族に相談する気はない．	・看護師による情報収集の追加と記録を行う．	【看護師が追加した内容】 Ａさんの被害は，膣へのペニスの挿入があった．コンドーム使用の有無は不明．キスをされ，背中を舐められた．右上腕を噛まれた． 病院受診までの間に，下着は履き替えた．洋服は着替えていない．含嗽をし，水を飲んだ．排尿をし，ビデで洗浄した．排便はしていない．シャワーは浴びていないが洗顔した． 来院時のＡさんの様子は，落ち着いて，冷静に話をしているように見える．
	④検査内容についての同意書の説明と実際の診療介助を行う． ・同意書へのサイン（説明者・被害者本人） ・身体外傷の所見の有無，治療 ・法医学的検査・証拠採取 ・処方 ・その他	・同意書の説明と記入 ・全身の身体所見の診察と記録，必要時撮影，カルテ参照

| 1 | 急性期における医療機関での対応

AM6:30 ごろ　本日の診療内容の確認（相談員到着．被害者本人の希望で同席）	⑤診療後の確認事項 ・診療内容の確認 ・帰宅方法 ・帰宅後の生活…急性期ストレス反応について ・相談先，相談者の確認と情報提供 ・費用		
	看護師から，診療内容の説明と確認を行う．		「背中の打撲には，湿布が処方されています．1週間くらいで良くなると思いますが，症状が悪化する場合は，再度整形外科等への受診が必要になることもあります． 右腕の噛まれた箇所は，消毒しました．唾液の採取を行い，これを警察に提出します． 外陰部の外傷はありませんでした．医師の診察時に膣の分泌物採取を行ったので，これを警察に提出します．診察時に膣は洗ってありますので，ナプキンが湿るかもしれません」
	急性ストレス障害の症状の説明		「今後起こりやすい身体症状としては，不眠や感情の麻痺が起こったり，不安や恐怖を感じて日常生活を送るのが辛くなることがあります．これは，大きなストレスが生じた後に起こりやすい症状ですので，ぜひ相談できる人に相談してください．私たちも力になりたいと思っています」 ＊精神的な労いや，「あなたは悪くない！」ということを伝えます．
	帰宅方法の確認		警察にホテルまで送ってもらう．
	日常生活についての確認		明日からの仕事を1週間程度休む予定
	キーパーソンの確認と，支援先の情報提供		キーパーソンは友人であることを確認する． ＊状況に応じて，相談員と連携し情報提供や支援先を説明してもらいます．
	診察費用の支払について説明		今回は警察からの支払いになる旨を説明する．
	検査キットの返却		警察官に証拠採取1点を提出．記録の受取人欄にサインしてもらう．
	離院時間の確認		警察官と相談員と共に7:00に離院

A さんの看護診断と看護目標

看護診断	看護目標	看護介入
#1 性暴力による望まない妊娠の可能性	①緊急避妊薬を内服することができる. ②緊急避妊薬の副作用や注意点がわかる.	医師からの処方薬について,飲み方や副作用について理解できるようにする. 次の月経についても説明する. 内服薬は用法の説明後,その場で内服してもらう.
#2 性暴力による性感染症罹患の可能性	①必要な治療薬を内服することができる. ②適切な検査時期がわかる.	もし実施した性感染症検査があれば,その内容と検査結果の時期について説明する. 内服が処方された場合は,その用法を説明する. 感染症の検査について,実施時期や実施場所,費用などについて説明する.
#3 性暴力による身体外傷の可能性	①外傷の治療を受けることができる. ②自分の身体の外傷の程度,必要な治療がわかる. ③行われた法医学検査の内容がわかる.	外傷の有無を観察・記録し,必要な治療を提供できるようにする. 傷の状況や治療について被害者本人にも理解できるように伝える. 実施した証拠採取について説明する.
#4 性暴力による急性期ストレス障害の可能性	①急性期ストレス障害の症状がわかる. ②帰宅後にストレス障害が生じた際の相談先や対応方法がわかる.	急性期ストレス障害について説明し,帰宅後の生活支援の相談先を充実できるように情報提供や他機関との連携を図る.
#5 性暴力による社会生活の安全が脅かされる可能性	①経済的負担について利用できるシステムがわかり,必要時利用できる. ②キーパーソンや相談先を見つけ,孤立しない方法がわかる.	利用できるサービスや制度を説明し,利用したい際には利用できるように他機関との連携を図る. 病院内でできることできないことを伝え,支援先を提供することも必要

● 文献

1) 内閣府犯罪被害者等施策推進室：性犯罪・性暴力被害者のためのワンストップ支援センター開設・運営の手引き. http://www8.cao.go.jp/hanzai/kohyo/shien_tebiki/pdf/zenbun.pdf（2016年1月6日アクセス）
2) 小西聖子：学際領域の診療　犯罪と女性被害者（性犯罪,DV）.日産婦誌,58：14-19,2006.
3) Centre for Enquiry Into Health And Allied Themes (Cehat): Manual For Medical Examination of Sexual Assault, 2012／加納尚美翻訳：性的暴力に関する医学的検査実施マニュアル. 2013.
4) 加納尚美：日本学術振興会科学研究費補助金　基盤研究（B）　研究成果報告書（平成17年度～平成19年度）. 2008.
5) 廣幡小百合・他：性暴力被害者における外傷後ストレス障害－抑うつ,身体症状との関連で.精神神経学雑誌,104：530-549,2002.
6) 家吉望み：急性期看護ケア～医療現場での基本対応. SANE性暴力被害者支援看護職養成講座テキスト. pp.239-250, 女性の安全と健康のための支援教育センター,2013.

column 「二次加害」と「二次被害」

　「二次加害」（セカンドレイプとも言われる）とは，性暴力の被害者に対して，犯人・加害者からではなく，その状況を知った周囲の人々，第三者の言動，社会環境が，当事者を傷つける行為をさします．

　その言動によって，被害者の苦痛や苦悩，羞恥心，罪悪感，孤独感，不安感が，ますます強くなります．ほとんどの場合，加害者の犯人ではなく，まるで被害を受けている当事者が，すべて悪いかのような言動が多く，被害者に深刻な心の傷を与えます．

　「二次被害」とは，当事者が「二次加害」を受け被害を受けている状態・状況をさします．

●周囲の人からの「二次加害」の具体例

周囲の人々	具体的発言内容
家族	「（泣きながら）だからひとり暮らしは危ないって，あれほど言ったのに」 「そうやっていつも親のいうことを聞かないで我を通すから，こういうことになるのよ」 「このことは絶対に誰にも言わず，黙っていましょうね」
友人	「何で抵抗できなかったんだよ」 「命が助かっただけほんとによかった，不幸の中の幸いよ」 「犬に噛まれたと思って忘れなさい」
警察・検事	「もっと早く通報してくださらないと，犯人逮捕は時間との勝負なんですよ」 「若い女性が深夜ひとりで帰宅するなんて，自分から事件を招いてるようなものですよ」 「もっと詳しく説明してくれなくちゃ，話になりませんよ」 「加害者を罰したいでしょう．だったら証人として協力するのが当たり前ですよ」
産婦人科医	「目立った怪我はないし，この程度ですんでよかったですね」 「幸か不幸か，性行為は初めてではなかったんだから，あまり気に病まないで」
近所の人	「以前から，けっこう男関係が派手なお嬢さんだったわよね」 「親が親だから」 「いつもあんな目立つ格好していたんじゃね」
職場・学校	「あの子，ヤラれちゃったんだって」 「スキがありそうな子だもんね」 （上司や教師が）「やっかいな問題起こされちゃ困るんだよ」

（資料：財団法人女性のためのアジア平和国民基金「レイプの二次被害を防ぐために」被害者の回復を助ける７つのポイント　より作成）

　もし，あなたが被害を受けた当事者として，性被害の相談をした相手から，このような「二次加害」を受けたらどのように感じ，思い，行動するでしょうか．

　まず，性暴力被害を受けたのは「すべて自分が悪いからだ」と，さらに深く傷つき，自分を責め，それ以上何もできなくなるかもしれません．不信感を募らせ「こ

んなに傷つくなら」決して，誰にも言わないと思うようになるかもしれません．そして，「何もなかったかのように」ふるまうようになり，警察に訴え出たり，病院を受診することもできなくなるかもしれません．こうして本来，あなたには心身の治療が必要にもかかわらず，「回復する」行為から遠ざかってしまうのです．

「二次加害」は，その相手が自分にとって，身近な，信頼している存在であればあるほど，「二次被害」を大きく受けます．それではなぜ，本来，理解してくれるはずの身近な家族や友人がこのような発言をしてしまうのでしょうか？

あなたの，被害を受けた状況，苦悩を知り，家族・友人・支援者側もショックを受け，あなたを思いやるあまり，深く傷つき，まるで自分が被害を受けたような「代理受傷」を経験します．それによって，相談を受けた側の心に，動揺・怒り・羞恥心・悲しみ・無念さのような感情が湧きあがり，その感情をそのまま，ついあなたにぶつけてしまいます．「二次加害」している側は，自分自身の感情に気づかない，ふり返らないまま，ほとんど無意識に言葉を発してしまいます．これらの言動は，被害者を思っての「善意」や「指導」から出ることもあります．

性暴力被害者から相談を受けた際，支援者は，自分自身がそのことで，どのような気持ちになっているのか，自分の代理受傷の状況はどうかと振り返ることが重要です．相手の立場にたち，「このようなことを言ったら，相手はどう思うか，どう行動するか，その結果はどうなるか」という想像力を常に働かせ，被害者が，それ以上傷つかないようにするべきです．看護専門職が「二次加害」の当事者であることは，決してあってはならないことです．

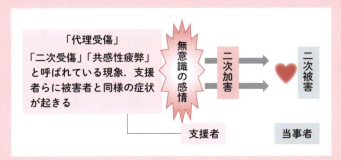

（李　節子）

2 性暴力被害にあった子どもへの対応

1 虐待の防止・発見

(1) 子どもへの性暴力の定義

　子どもへの性暴力は，英語では，子ども性的虐待（Child sexual abuse, CSA）として定義されており，子ども虐待の1つです．日本の法律では，「児童虐待の防止等に関する法律」の第二条で，保護者からの虐待として「二　児童にわいせつな行為をすること又は児童をしてわいせつな行為をさせること」が性的虐待の法的定義になっています．この条文の「わいせつな行為」とは具体的には示されていませんが，18歳未満の子どもに対して行われる性的行為のすべてとしてとらえる必要があります（第2編3を参照）．また，加害者は保護者とそれ以外でも子どもの生活圏内に関わる者が少なくありません．

(2) 看護として求められること

　被害の有無に関わらず，看護師は，子どもと家族との最初のコンタクトを持つ機会が多く，その際に，最初に虐待を発見するサインに気付き対応し，医師や他職種と協働して総合的な支援につなげる役割を担っています．

　性暴力被害にあった子どもに関わるすべての支援者に求められる理解および態度があります．

　第一に，被害の実態と影響について，子どもの発達をふまえて知っておく必要があります．被害児に必ずしも傷がない場合も多いですが，心と体および生活や行動面へ甚大な影響を受けています．また，加害者側の性的虐待の要因，被害者は沈黙を強要されていることを理解します．被害者の沈黙をいかに破っていくかが支援の第一歩となります．フィンケルホーは，先行研究に基づき性的虐待が起こる際の4つの前提条件を示しています[1]．1つめに性的虐待の動機です．加害者の動機として，情緒的癒着欲求，性的刺激，人間関係がうまく作れないなどの阻害などがあります．2つめに個人や社会の内的抑止力が働かないことです．3つめに社会的に孤立した家族であることや，男女の不平等社会があるため外的抑止力が働かないことです．加害者はそのような場を選びます．4つめに加害者は子どもの抵抗がない状態を作ります．

　性的虐待の発生とこれらの前提条件を総合的に考える必要があります．

表1　性的虐待のサインと症状

・子どもが性的虐待を打ち明ける.
・明確な事故がない急性肛門性器損傷.
・直腸または陰部出血.
・肛門または陰部の疼痛, 掻痒感, 腫脹, 挫傷.
・性的に執着的, 積極的, または強制的行為をする.

〔太田真弓監訳：Child Abuse and Neglect Guidelines for Identification, Assessment, and Case Management, p141, Tuttle-Mori Agency, 2003.〕

　第二に, 性的虐待を発見するためのサインを知っておく必要があります（**表1**）.

　第三に, 子どもに声をかける際に, 事細かく何度も被害について聞かないことや, 「○○されたのではないかな？」などと誘導する質問をしないことが大切です. これらは決してしてはいけない対応となります. 子どもへの再被害を引き起こすことにつながり, 記憶を混乱させ, その後の支援プロセスでかえって子どもに不利になる可能性があるからです. さらに, 専門的な司法面接のトレーニング（児童相談所では, 被害確認面接としている[2]）を受けた専門家につなげていくことが必要です.

2 医療機関における対応

（1）医療機関受診時の流れと初期対応

　性暴力の被害を受けた子どもが医療機関を訪れる場面としては, 児童相談所などが把握した虐待のケースのほかに, 通常診療で受診するケースもあります. 身体的な外傷での診察・治療を要する場合では, 救急外来などを受診することもあります.

　医療機関受診後の流れは**図6**の通りで, 基本的には成人の場合と同じですが, 子どもの特徴に応じた配慮が必要です（後述）.

（2）子どもに性暴力被害が与える影響と, 子どもにみられる反応

　子どもには, 発達段階各期における発達課題と, 性暴力被害の影響の特徴があります. 性暴力被害にあった子どもに見られる反応としては, 不安と恐れ, 罪悪感と抑うつ, 対人関係障害, 学力の低下などがみられます. 被害が長期化するにつれ, 情緒的な障害, 行動障害が深刻化し, 精神障害へと帰結していくことも報告されています（**図7**）. また, 年齢を問わず, 性的虐待の被害を受けた子どもの多くは**解離症状**を示すことが知られています[3].

　子どもの性暴力被害は表面化しにくく, 早期発見ができにくいと言われています. 看護師は, 性暴力被害の子どもへの影響や, 子どもに見られる反応を理解して認識力を高め, 「何か変だ」と気づける眼を養っておく必要があります.

NOTE

解離症状

「意識, 記憶, 同一性または感覚など通常は統合されている機能がうまく働かない状態を指す. 話しかけられても気づかないといった正常な水準のものから気づいたら知らないところにいたといった異常な水準のものまで存在する」[3]と言われる.

| 2 | 性暴力被害にあった子どもへの対応　　**141**

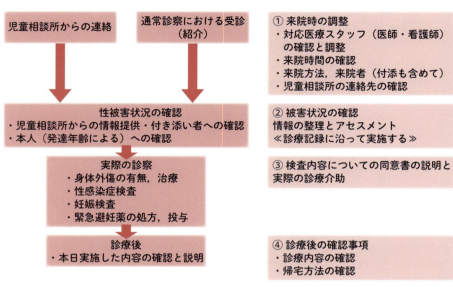

図6　医療受診から診察時の流れ

- 混乱，戸惑い，不安，恐怖
- 自責感，罪悪感
- 自信の低下，無力感
- 頭痛，腹痛，倦怠感，めまい，食欲不振，不眠等（身体症状）
- 夜尿，爪かみ，過度な甘えや不安，怖がる，わがまま（退行）
- 何度も出来事を思い出してしまう，急に不安になる（再体験）
- 出来事を思い出させる場所や人，話題を避ける（回避）
- 過度な警戒感，落ち着きのなさ，集中力の低下（過剰覚醒）

[否定的な認知]
- 自分には価値がない，自分は汚れてしまった，生きている意味がない．
- 誰にも分かってもらえない，誰も助けてくれない．
- 他者は信用できない，世の中は常に危険だ．
- セックスをしなければ愛されない，自分にはセックスしか価値がない．

自己否定，他者不信，不安定で危険な行動

図7　性暴力を受けた子どもによく見られる反応

（藤森和美・野坂祐子編：子どもへの性暴力―その理解と支援．p.14，誠信書房，2013 より）

3 看護ケアの実際

医療機関を受診した子どもにはまず子どもが安心できる環境づくりが必要です．医師の診察の前中後には看護師として配慮ある診察補助が求められます．

病院は，子どもにとってはただでさえ緊張を伴う場所です．子どもが安心できる環境を準備する必要があります（**表2**）．その際，あらかじめ医療者間で対応方針を話し合っておくことは必須です．

看護師は，診察以外のあらゆる機会を利用しながら子どもと家族に対する観察とアセスメントを行います．性的虐待の被害を子ども自らが打ち明けることもありますが，年齢によっては表現が曖昧であったり，子どもが自分の言葉で語れるストーリーに置き換えて話をすることがあります．性的虐待のサインと症状について理解する必要はありますが，子どもや家族への専門的なインタビューは，トレーニングを受けた者がするべきです．何度も被害について聞かれることは，子どもにとって苦痛を伴うものであり，かつ記憶を混乱させることにもつながります．言動や表情等の観察を行うこと，記録に残すことは意味があります．

その際，一連の診察やインタビューへの家族の立ち会いは，子どもが認めた場合のみとします．子どもの性暴力の加害者は，子どものごく身近な大人であることが多いので，子どもの意思確認は慎重にします．

平成21年度厚生労働科研報告書によると，性的虐待が明らかになった81事例（被害年齢は2～17歳）のうち，子ども自身が所属する機関に相談して性的虐待が明らかになった事例は63%でした．現行の法律では保護者以外の同居の家族は児童虐待防止等に関する法律の性的虐待の定義には入っていませんが，加害者は，「親権者・監護責任者」と「他の家族，親族，同居人」からの重複（複数加害）となっています．虐待期間は，3年以上が4割，2年未満5割となっています．それゆえに，子どもの訴えに大人が真摯に耳を傾けることが重要となります．子どもの話すことの中に

表2　どのような診察環境が求められているのか

＊子ども自身の安全が守られ，安心できる環境作り 〈診察前〉 自己紹介 診察室や診察姿勢についての説明：写真などを用いて紹介しながら説明する．
〈診察時〉 側に付き添い，表情・態度を観察し声掛け等を行う． 子ども自身が安心できるものを持参してもらう，貸し出す（ぬいぐるみ）．
〈診察後〉 必要な治療について診察結果を前向きに受け止められるように伝える．
＊子どもの発達課題に応じた説明 **＊急性期ストレス反応や慢性期症状（PTSD，フラッシュバックなど）の理解と対応への理解と適切な対応**

| 2 | 性暴力被害にあった子どもへの対応

は，被害を受けたといううそよりも，受けていないといううそが多いことを知ってお
く必要があります．一方で，子どもへの性暴力被害の影響を緩和する要因としては，
子どもが受けた被害への保護者の肯定的な反応，子ども自身の知的な力，才能や強
み，社会的支援があること，などがあげられます[4]．とくに，家族の子どもへの反応
は非常に重要であるため，支援者は，家族が落ち着いて子どもに対応できるように支
援することも大切になります．

＊ナーシングポイント＊

　子どもの発達段階に合わせたケアの配慮が求められます．また，心身が発達段階に
ある子どもは，周囲のさまざまな環境の影響を受けやすい存在でもあります．看護師
は，受診した子どもが安心して安全に診察を受けることができるように環境を整える
必要があります．緊張や不安で言葉で上手く伝えられない子どももいます．そのよう
な場合でも子どもの意思を確認したり表情や態度を注意深く観察し，子どもの状況と
把握し必要な声掛けやケアを提供することが求められます．受診したことが子どもの
身体イメージの回復を促すことにつながるような支援が必要です．

　心理精神面で診察が必要な場合は，他診療領域を紹介します．

　児童相談所を経ていない性的虐待を疑われる子どもへの対応としては，子どもへの
性的虐待が発生したかどうか，再び虐待される危険性についてもアセスメントを行い
ます．

4　看護展開（子ども）

　子どもへの看護過程を展開する際は，子どものみならず親からの情報，養育状況を
把握し，子どもの発達や健康の維持・増進を目指します．アセスメント，問題の明確
化，計画立案，看護介入，評価・修正という一連の看護過程のプロセスは他の健康問
題と同様ですが，性暴力被害に関連する背景の理解やスキルが必要になります．そこ
で，看護過程に必要なアセスメントの視点を整理し，架空事例において看護のあり方
を考えます．

（1）アセスメントの視点

情報の種類
●主観的情報：
①通常の面接による情報

　子どもと親あるいは養育者等からの話を聞きます．子どもと大人と別々に安全を確
保して面接します．子どもに対しては，発達段階に適した質問をする，単純なことば
遣いにする配慮が必要です．

　全体を通じて，サインや症状が虐待状況と矛盾していないか，存在すると思われる
身体的所見を予測した上で裏付けとなる話を聞くことも必要になります．

②司法面接（児童相談所の被害確認面接）による情報

●**客観的情報：**

①診療録，看護記録，母子健康手帳や子どもが通う施設の各種記録等が含まれます．

②直接の観察や検査，測定により情報を得ます．臨床所見（p.127「②全身のフィジカルアセスメントと記録」参照）は，性暴力被害の特徴を認識し，評価することが必要です．

③法医学的検査の基礎知識：3編1（p.130 ③証拠採取について）参照

④性暴力の種類：1編1（p.19）参照

⑤臨床的所見：3編1（p.127）参照．

＊ナーシングポイント＊

　性暴力の特徴を理解し，評価するには熟練を要します．観察の前提知識としては，心身の正常な発育・発達の理解と把握が必要となります．子どもは，外見的には非常に落ち着いていることがありますが，心を深く痛め恐怖や不安を隠している可能性が高いのです．というのも，事件そのものの他者の反応や，家族に打ち明けるとどのような影響が起こるのか，これから受ける予定の医療的処置に対して心配しています．

⑥疫学データ

　例えば以下のような，被害や加害状況の実態を知っておかないと被害の事実をみてとれません．

　　・日本では性暴力被害は子どもの虐待全体の3%程度で推移しているが，性的虐待が見過ごされている可能性があること

　　・子どもの性的虐待の被害状況は日常的に繰り返され，多重被害の危険性が高いこと

　　・その他の虐待と比較すると，性的虐待は子どもに高い侵襲性を及ぼすこと

（2） 子どもへの性暴力被害事例

看護展開の例

状況	看護師の対応のポイント	対応の結果
●月○日 AM10:00 児童相談所から病院に電話相談あり. 内容：被性的虐待児の診察をしてほしいとのこと	①来院時の調整 ・対応医療スタッフ（医師・看護師）の確認と調整 ・来院時間の確認 ・来院方法，来院者（付き添いも含めて） ・児童相談所の連絡先の確認	・対応スタッフ確認し，時間の決定. ・PM12:00 に被害児 A 児と児童相談所職員 2 名で来院する旨確認.
●月○日 PM12:00 病院に到着 児童相談所職員から被害経緯を聞く. A 児を面接室に案内し，A 児のプライバシーが守れるように環境を整える（A 児及び児童相談所職員と相談し，児童相談所職員が同席することもある）.	②被害状況の確認 情報の整理とアセスメント ≪診療記録に沿って実施する≫ ・被害からの経過時間…72 時間以内であるかどうか. ・被害の記録…証拠採取可能な個所の確認を行う. ・本人の様子…年齢や発達段階，急性期ストレス障害の程度や症状について. ・身体所見 ・性器所見 ・既往歴・月経歴 ・現病歴 ・キーパーソン…付き添い者がいる際は付き添い者への対応も含めてアセスメントを行う. ・治療内容・処方内容 ・検査（法医学的検査・感染症検査） ・その他 ＊上記から必要な治療・検査をアセスメントし，看護診断を立案します.医師に情報提供を行い，診療の補助を行うことが必要です. ＊得られた情報を整理し，診療記録の記録整理を行います.医師に報告し，診療の介助を行います. ＊性虐待の場合，児童相談所において被害（事実）確認面接が実施されているので，基本的に児童相談所職員に詳細を聞きます. ＊医療者は被害の内容を「根掘り葉掘り」聞くのではありません.児の受診の目的や理解度を確認し，診察における不安等を聞き，安心して診察に臨めるように環境を整え支援する必要があります.	【児童相談所職員からの情報提供内容】 氏名：A 児 年齢：10 歳（小学 4 年生） 性別：女児　同胞：6 歳の妹 母親年齢：37 歳 職業：パート勤務（早出あり） 継父年齢：40 歳 職業：会社員 経過：継父からの性的虐待の可能性 3 年前（小学 1 年生）に，母親が今の継父と再婚した.再婚後，夫婦関係は良好であり，子ども（娘 2 人は母親の連れ子）たちも慕っているようであった.母親が自宅不在時に継父が娘と寝ていることを知り，A 児に確認すると「パパと寝た後はお腹やおまたがちょっと痛くなった.でも内緒って言われた」とあり，心配で友人に相談し，児童相談所への相談に繋がった.現在は，3 人はアパートを出て母親の実家にいる. 【児童相談所での面接時の A 児からの情報】 ・4 年生になってから母親不在時に継父が一緒に寝ることが始まった. ・お腹やおしりが痛くなることがあった.今は痛くない. 【看護師による情報収集の追加と記録】 月経歴：未 既往歴：無　　アレルギー：無 A 児：「今日は痛いところが無いかお医者さんに診てもらおうって言われてる.今は痛い所はない」

146 ｜第 3 編｜性暴力被害者支援の実践

③実際の診療介助 ・身体外傷の所見の有無，治療 ・法医学的検査・証拠採取 ・処方 ・医師による診察の介助 ＊内診台を使用するかは，児の年齢，体格，様子などを総合して判断します．内診台に乗らなくとも，診察台で体位を工夫することで診察はできます． ＊家族が同席の場合は保護者に診察内容及び検査について説明します． ＊児に対しても，人形などを用いながら説明を行い，児が理解できるようにします．また，児の様子を観察し緊張を緩和させるケアも必要です．	A児の場合：診察台で実施．仰臥位でカエルの脚ポーズ，腹臥位で診察． ＊この際，看護師は，児の様子を注意深く観察し，声かけを実施し，安心して診察に臨めるようにします．（児の希望で家族等が同席する場合には，家族への配慮も必要） ・全身の身体所見の診察と記録 　頭部…所見なし 　顔面…所見なし 　頸部…所見なし 　上肢…所見なし 　胸部・腹部…所見なし 　下肢…所見なし ・性器所見 　処女膜6時方向に裂傷瘢痕あり，出血なし，炎症なし， ・肛門所見　なし ・検査 　膣分泌物の一般培養　実施 　性感染症の検査　実施 　法医学的検査　72時間以上経過しており，実施せず ・処方薬　なし ・診察時は緊張した表情であったが，説明しながら検査するとその都度うなずくしぐさがみられた．
④診療後の確認事項 ・診療内容の確認 ・帰宅方法の確認	＊医師から本日の診察内容の説明．必要時は追加説明を行います． ＊診療報告書や診断書は，検査結果を見て医師が作成します． ・児童相談所の職員と共に，13:00離院．

A 児の看護診断と看護目標

看護診断	看護目標	看護介入
#1 性虐待による身体外傷の可能性	①外傷の治療を受けることができる. ②自分の身体の外傷の程度，必要な治療がわかる.	・外傷の有無を観察・記録し，必要な治療を提供できるようにします. ・傷の状況や治療について児童本人にも理解できるように伝えます.
#2 性虐待による性感染症罹患の可能性	①必要な治療薬を内服することができる.	・もし実施した性感染症検査があれば，その内容と検査結果の時期について説明します. ・内服が処方された場合は，その用法を説明します.
#3 診察に対する不安	①不安を表出することができる. ②診察を受ける目的が自分自身の言葉で言える.	・児童が疑問や心配に思っていることを表出しやすい環境を作る必要があります. ・児童の表情や対応を注意深く観察しながら，丁寧に説明していきます.
#4 診察に伴う家族の不安 （家族が付き添いでいる場合）	①診察に伴う不安な気持ちを表出できる.	・家族が疑問や心配に思っていること表出しやすい環境を作る必要があります. ・診察の前後に児童相談所の職員と相談しながら母親への説明内容等について確認し，伝える必要があります.

<性的虐待児の支援のまとめ>

①児が安全と感じる環境を提供する.

②発達段階に合わせた説明や対応を提供する．必要に応じて疼痛の自己申告スケールなどを利用する.

③診察，検査，処置，治療は1つひとつ説明し同意を得てから行う.

④告訴に備えての診療にも対応する（法的証拠採取，記録，診断書の発行）.

　性的虐待児への支援は，他機関との連携が非常に重要になりますので，連携機関との協力体制を確立していくことが重要です.

⑤長期的なケアの必要性

　・安全な生活の場の提供が必要である.

　・愛着提供者の存在の元に愛着の修復が求められる.

　・生活や学習を補う.

　・解離性障害への対応（トラウマへの治療）

　・発達障害や併存症への対応

　・家族への対応

● 文献

1）森田ゆり：子どもへの性的虐待．岩波新書，pp.36 〜 43，2008．
2）児童相談所における性的虐待対応ガイドライン，2011 年版．
3）藤森和美・野坂祐子編：子どもへの性暴力．p.14，誠信書房，2013．
4）子どもへの性的虐待の予防・対応・ケアに関する研究より（研究代表者：柳沢正義　平成 20-22 年度厚生労働科学研究）／杉山登志郎，性的虐待の実態とケア．子どもの虐待とネグレクト，13(2)：209-215，2011．
5）八木修司，岡本正子編著：性的虐待を受けた子ども・性的問題行動を示す子どもへの支援．明石書店，2012．
6）キャロライン・M・バイヤリー著，宮地尚子監訳：子どもが性虐待をうけたとき．明石書店，2010．
7）茎津智子編著：発達段階を考えたアセスメントにもとづく小児看護過程．医歯薬出版，2012．
8）白川美也子：4．性的虐待の初期対応．小児科臨床，60(4)：595-603，2007．

column 性虐待を受けた子どもの看護

　家庭内あるいは子どもの生活圏における親密な関係性の中で起こる性暴力は，子どもが虐待者から秘密を守るように言われていること，家族内の秘密を隠そうとしていることなどが関係し，発見が難しく，女児の被害に比べて男児の被害は，より発覚しにくいといわれています．

　子どもが入院している病棟に関しては，どこにでも性虐待の被害を受けている子どもがいる可能性があるということを念頭においておく必要があります．

　主訴として「性虐待を受けた」ために入院することは非常に少ないといわれていますが，自傷，落ち着きのなさ，解離，非行などを理由に入院治療が必要となり，入院してくる子どもたちの中に実は性虐待の被害が隠れていたという場合があります．

　性虐待を受けた子どもは性化行動（年齢不相応な性行動）と愛情の区別が難しくなり，激しい性加害行動を引き起こしたり，自己破壊的な行動を起こすことがあります．また，複雑性PTSD（心的外傷後ストレス障害；post traumatic stress disorder）を引き起こし，解離の恒常化，重度の抑うつ，暴力行為などさまざまな問題が子どもを苦しめます．

　子どもの性虐待が明らかになった直後は非加害親（虐待をしていない保護者）にも非常にストレス負荷がかかっている状態であるため，子どもと同様に非加害親への支援も必要です．混乱状態からの回復に関しては，非加害親自身の性暴力やDVの被害経験の影響のほか，精神的な課題を抱えていることもあるため，非加害親の心理を理解し支援していくことが大切です．

　性虐待を受けた子どもの面会は，できる限り明確な枠組みの中で行うことが望ましく，非加害親については，子どもの受けた被害の認識の有無や子どもを守ろうとする姿勢があるかを見極めながら進めていくことが必要です．家庭が子どもにとって安心できる環境となるのかが家庭復帰に関して必要な視点です．

　病棟では，多様な子どものSOSサインによって看護師も「対応が難しい」と感じたり，スタッフ間で意見が分裂したり（スプリッティングの状態）することもあります．そのため，スタッフ間での情報共有や統一した対応を心がけることが非常に重要になってきます．また，性虐待を受けた子どもの担当看護師はその問題を抱え込んでしまい，疲弊する場合もあります．病棟内のスタッフがチームとなり担当看護師のメンタルヘルスを支えることも必要です．そのために，語りやすい環境を作る，必要時は他の看護師が対応するなどの連携が必要です．

　日々の子どもたちの発するサインを見逃さず，子どもの行動に対して客観的な視点をもって看護を行うことは難しいと感じることもありますが，スタッフと協力しながら子どもにとって少しでもよい環境作りや，関わりができるよう看護を実践していければいいなと思っています．

（今井　梓）

column 性暴力を起こさないための性教育

　学校教育の中で主体的に「性」の話題に触れることのできる性教育では，「性」に対する基本的な姿勢を教えることが重要であると考えています．現在，私自身が住んでいる地域の小中学校で性教育をする機会が多数あります．その授業において，「性」は人権であり，自分自身で大切にすること，他人からも大切にされるべきということを小学校低学年のうちから教える必要があると考え実践しています．

　低学年では，直接「性」に関する話題ではありませんが，生命の誕生や自分の体のしくみなどを学ぶことを通して，自分自身の自己肯定感を育むことを目的にしています．小学校高学年からは，思春期の開始を念頭に，他人との関係についても教えていくことが必要になります．特に，二次性徴で起こる体の変化とともに「プライベートゾーン」の考え方を社会におけるルールとして教えることが，自分の体と心は自分自身だけのものであることを理解させ，自分の体を守ることにつながっていくことになると考えています．万が一，「プライベートゾーン」に進入してこられた場合，どのように対処するのかということ，はっきりと「イヤだ」ということを示していいことを伝えます．さらには，進入してこられたことについて「あなた自身は悪くない，ルールを破り勝手に進入してきた人が悪い」と話すことにより，性暴力被害を予防する一手段になると考えています．

　この「プライベートゾーン」の話をした後，子どもたち同士で遊んでいて，冗談で他人から胸を触られた時などに「プライベートゾーンだから触らないで」と言えるようになったという話もあります．また，ある家庭では，父親がふざけて息子の性器に触った時，その男の子が「ここはプライベートゾーンだからそういうふうに触ってはいけないと先生が言っていたよ」と話していたとその母親から聞いています．これらの経験により，性教育が子どもたちが自分の言葉できちんと伝えるための力をつけることにつながっているのではないかと実感しました．他人とのつきあいにおいて，どんな関係であっても勝手にプライベートゾーンに進入してはいけないと理解させることは，加害を予防するために有効な方法の一つではないかと考えています．

　中学生になれば，性について具体的に月経と射精という事象が生殖につながっていくことを認識させることが重要になると考えます．性交についての意味を語る必要があります．そして，「性」はお互いが対等な関係であることを伝え，反対に軽々しく扱い，力で支配することは，人権を否定することに等しいと教えています．DVについても，中学生に起こりうる事例を示すことで予防につなげることができます．

　これからも，性教育を通して，お互いを尊重し合える人間関係を築けるように支援できればと考えます．

（鈴木琴子）

column 親への予防プログラム

　子どもへの性的虐待は，一度起こってしまうと子どもの心身への影響が非常に大きく，長期にわたり深い心の傷を残すことから，虐待が起こる前に防ぐこと（一次予防），少しでも早く発見しその影響を最小限にとどめること（二次予防）が求められています．子ども自身が自分を守るための知識や技能を身につけることは予防のためにもっとも有効な方法のひとつと考えられていますが[1]，ここでは親への予防プログラムを通して，親が子どもを性的虐待から守るためにできることを考えてみたいと思います．

　性的虐待の被害を受けた子どもの多くは，脅かされるなどして加害者に虐待を受けたことを秘密にしなければならないと思い込まされていたり，自分が悪いから虐待を受けたのだと罪悪感を持ったりすることにより，虐待を受けたことを語り出せずにいます．さらにやっとの思いで話したことを信じてもらえないこともありますし，ひどい場合には虐待を受けたことをその子どものせいにされることもあります．子どもが性的虐待を受けた時，できるだけ早く話を聴いてくれる人，援助をしてくれる人に出会えたかどうかが，子どもの回復の決め手になるため，親をはじめとしたおとなが子どもを支える役割を果たせるように支援することが被害者を援助する重要な鍵であると言われています[2]．

　一般のおとなを対象とした予防プログラムのひとつとして，暴力防止のためのプログラムであり性的虐待防止に関する内容を含む「CAP おとなワークショップ（以下，おとなワークショップ）」を紹介します[3]．CAP（Child Assault Prevention；子どもへの暴力防止）は，子どもたちがいじめ，痴漢，誘拐，虐待，性暴力といったさまざまな暴力から自分を守るための人権教育プログラムです．1978 年に米国，オハイオ州コロンバス市のレイプ救援センターによってその原型がつくられました．日本では，1985 年に森田ゆりさんによって紹介され，1995 年より CAP を実践する CAP スペシャリスト養成講座が始まりました．2014 年 3 月までに，491万人以上（子ども 304 万 6,670 人，おとな 187 万 0,455 人）が CAP プログラムに参加しています[4]．

　子どもを対象にしたプログラム（子どもワークショップ）は，それぞれの子どもたちの発達段階にふさわしい寸劇，歌，人形劇，討論などが盛り込まれたもので，子どもが怖がらずに暴力防止の具体的対処法を理解できるように工夫されています．子どもワークショップでは，困った時，怖くなった時，安心・自信・自由の権利がなくなりそうになった時は，信頼できるおとなに相談しようと伝えています．子どもが勇気をもって話し始めた時に，子どもの気持ちをしっかり受け止め，子どもの側に立って一緒に考えてくれるおとなが必要です．このような背景から，子どもワークショップと同時に，おとなワークショップも行われています．おとなワークショップでは，教職員・保護者・地域のおとななど子どもを支える立場にある

人々が，暴力や虐待について正しい知識を持ち，子どもの話をどのように聴いたらいいのか，虐待の心配のある子どもがいたらどうしたらいいのかなどについて考え，具体的なエンパワメントの方法を学びます．エンパワメントは1人ひとりが本来持っている力を充分に発揮できるように働きかけることです．大人はまず「子どもは無力でなにもできない存在」ではなく，暴力に対しての正しい情報や対処の仕方を知らせることで，自分を守ることができる存在と信じることが重要です．

　おとなが子どもの力を信じることで，子どもも「自分には本当はパワーがあるんだ」「そのままで価値のある人間なんだ」と信じることができるのだと思います．約2時間のワークショップでは，CAPの歴史，なぜ子どもは暴力の被害を受けやすいのか，どうすれば被害を減らせるか，人権教育がなぜ必要なのか，子どもワークショップの構成について学んでから，子どもの心に寄り添い，子どもの気持ちを聴く練習をします．子どもをエンパワメントするためには，子どもの話を共感的に聴くことが必要だからです．森田ゆりさんは，共感的傾聴とは「否定をせず，分析をせず，助言をせず，同情せずに，ただ共感して相手の感情を認めてあげること」と述べています．暴力によって安心，自信，自由を奪われた子どもは，自分の話を共感して聴いてくれるおとなに出会うことで，本来持っていた自分のパワーを取り戻すことができるのです．

　このようなプログラムによって，親をはじめとした子どものまわりにいる大人が，性的虐待は身近で起こりうるもの，子どもに大変深刻なダメージを与えるものであるという認識を高め，何かおかしいなと思った際に子どもにどう声をかけ，どう話を聴くかを理解して，子どもに力を与える存在になることが望まれます．

● 文献

1) Finkelhor, D. : The prevention of childhood sexual abuse. The future of children, 19(2), 169-194, 2009.
2) 森田ゆり：子どもへの性的虐待．岩波書店，2008.
3) J-CAPTA. CAP おとなワークショップ．http://j-capta.org/cap/ptwp.html（2015年4月16日アクセス）
4) NPO 法人 CAP センター・JAPAN. CAP プログラム実施状況：http://www.cap-j.net/program_top.html（2015年4月16日アクセス）

（宮澤純子）

3 地域における性暴力被害者支援

1 保健師としての犯罪被害者等支援活動

(1) 行政の犯罪被害相談の概要

2004年12月に成立した「犯罪被害者等基本法」に，国，地方公共団体（地方自治体），国民にそれぞれ責務があるとされ，それに基づいて設置をされています．保健師である筆者と非常勤の専門相談支援員とで日々の電話や面接，家庭訪問などによる相談，その後の相談者の希望に添った支援を行っています．また，「犯罪被害者等基本法」20条に謳われている国民の理解の促進のため，区立小中学校向けにはお話し会，区民向け講演会，職員向け研修など，啓発にも力を入れています．

(2) 犯罪被害者支援窓口の支援の実際

a. 継続した支援の必要性

役所の職員として地域で出会う犯罪被害者等は，関わり始めたら，その方がその自治体の住民である限り関係が続きます．その方がどのような困難を抱えているかは，事件・事故後のいつの時点で出会うかによって違ってきます．

> ●事例
> Aさん 20代女性．職場へ向かう電車の中で毎日のようにちかん行為（強制わいせつ）に遭っていました．ある時，思い切って手を掴み「この手だれの手！」と叫び，たまたま乗り合わせた警察官により，加害者は現行犯逮捕されました．そのまま加害者は管轄警察署に連行され，Aさんも警察に行き，事情を聞かれました．しかし，加害者はその日のうちに釈放されました．「反省している」というのがその理由で，DNAなどの証拠採取もされず，起訴されませんでした．

これを受けてAさんは当窓口に相談に来ました．同じ電車に乗らなければ職場に遅れてしまう，同じ駅を利用していると近所で会うのではないか，引越しをしたほうがよいのではないか，次々心配事を語られました．

筆者は何度も相談を重ね，Aさんの希望に従い弁護士を紹介しました．弁護士との相談日には事務所に付き添い，弁護士の提案と本人の希望のすりあわせを行いました．DNAなどの証拠がないことで起訴されなかったので，損害賠償請求とともに，

示談書に「何時何分の電車には乗らない」「自宅に近づかない」など具体的な要望事項を入れることにより，問題解決にはなりませんでしたが，少しはご本人の安心につながりました．

b. 情報収集と支援計画

被害当事者だけでなく，遺族家族も含め，事件事故によって抱えることになった問題に対し支援しています．その際に重要なのは，犯罪被害者等から十分に情報収集し，アセスメントを行うことです．当窓口は「犯罪被害者等相談受理票」（**表3**）に従って情報を整理し，長く関わるケースの場合は「アセスメント＆プランニングシート」（**表4**）を利用して，状況を把握し，支援計画を立てています．このアセスメント＆プランニングシートに記入した内容は適宜見直します．

犯罪被害者等から話をきく時には，相談室でゆっくり時間を掛けて，話したいことを遮ることなく話してもらいます．シートの内容を上から順にただ聞くようなことはしません．事件や事故の多くは突然起こる理不尽で暴力的なことであり，自分の思うようにできなかったという体験です．そのため当窓口では，相談室のどこに座りたいと思うか，窓口職員はどこに座ってほしいか，飲み物は何がよいかなど，相談に来た人に決めてもらうことにしています．このような決定でさえ，自分で決めてもらうことで，自分で決めてよいのだという感覚を取り戻すことにつながります．被害によって，社会全般への信頼感，自尊心が失われていることも多くあります．被害前と同じように，本人が決定できるような支援をしていきます．この認識を間違い，何もできない，弱者と捉えてしまうと，支援者が「○○してあげる」という態度になってしまいます．窓口にたどり着くまでにたくさん傷ついていることも多いので，相談に見えた時，「来てくださって本当にありがとうございます」と伝えることにしています．

そして，安全はもちろん，衣食住，家事，育児，子どもの学校や習い事など日常生活上の困難を解決できるような支援をします．被害直後だけでなく中長期的にも身体的精神的生活上の支障を感じている犯罪被害者等が多くいます．具体的に生活上の困難の解決を図る手伝いをすることで，信頼してもらい，何か困りごとがあった場合に相談してもらえるのです．

c. 途切れない支援のためのネットワークづくり

犯罪被害者等の抱える問題を公衆衛生の問題として捉えれば，個々のケースの問題を解決するだけでなく，地域全体，また都や国の状況を把握し，どのようなサービスが必要であるか考えて，無ければ新しい動きを作ることも地域の保健師の仕事であると理解しています．犯罪被害者等のために作らなくても，少しの調整でうまく使えるサービスが提供できるようになるかもしれません．犯罪被害者等基本法の理念に謳われている「途切れない支援」の真ん中に被害者等がいて，その横に寄り添う人として自治体職員がおり，周りをぐるっと支援機関のネットワークがとりかこむようなイメージです（**図8**）．

さらに，犯罪被害者等の相談支援に当たるだけでなく，子どもたちに公立の小中学校や高校，大学等で犯罪被害等による直接のお話し会を企画しました．これは性暴力被害を予防するための教育的かかわりです．これも公衆衛生的にはとても重要な取り

表3　犯罪被害者等相談受理票

犯罪被害者等相談受理票　　受理No. ＿＿＿

受付　平成　年　月　日（　）午前・午後　時　分　□電話 □来所 □訪問

相談者	部署名			職員氏名	
	氏名　N.Y	□男 □女 □匿名			被害者との関係
	連絡先住所				TEL

被害者	氏名　N.Y	□男 □女 □匿名	生年月日　M T S　／　／　（　歳）
	連絡先住所		TEL

世帯・家族情報
世帯構成　単身・高齢者・他（　）
（保育園児）

主訴・家族情報
・本人、娘、実父、実妹の4人暮らし
・本人、他（区）にてパート勤務
・ワー11万/Yの収入から、保育料と家族の食費を出し、ギリギリ。
・これまでもストーカー被害や痴漢被害があり、警察に届けたが頼りにならなかったという悔しい思いあり。

被害内容
□身体被害（殺人・傷害・暴行）□性的被害（強姦・強制わいせつ・痴漢）□財産被害（強盗・窃盗・詐欺）
□交通被害（危険運転・人身・物損）□その他（　）□DV・ストーカー
□被害届出（有・無）（　）　　係・担当者

・急行中で痴漢の被害にあった。たまたま乗りあわせた出勤途中の警察官に現行犯逮捕してもらった。
・出勤途中だったがその日はまま事情聴取となり、仕事に1hしか行けなかった。
・加害者が連行される時、振りかえりながら何度もにらんできてこわくなった。

相談内容
□司法に関すること □生活に関すること □心身の健康に関すること □その他
・罰金刑になったらすぐに出て来てしまい、又、同じ電車に乗り合わせるのではないかと不安。
→引越ししたいがお金が無いし、子どもの保育園を探したり手続をするのも苦痛。
・仕事に穴を空けてしまい、みんなに迷惑をかけ信用を失ってしまった。

相談調整
区役所の案内（　）他機関の紹介（警察・検察・部民・法テラス・社協・児相・都女性相談・病院）
HP 区報 チラシ

＜個人情報に関する同意＞
相談の主訴や対象者に関する必要な情報を○○の電子計算機組織に記録する。　　可・否
各種サービスを調整するため、区に記録されている対象者に関する必要な情報を利用する。　可・否
状況に応じて、区他の保健福祉センター等関係機関に情報を提供する。　　可・否
他の相談者が来所した場合も、把握した情報をもとに相談を実施する。　　可・否

　　年　月　日　氏名 ＿＿＿＿＿＿＿

相談歴・経過等
（関わっている機関名・関係者の情報）
□被措置虐待の疑い（有・無）
□別紙有り

関係機関

対応内容
□助言 □他機関紹介 □自立支援への移行 □継続相談 □その他（　）
・法テラスに精通弁護士を紹介してもらい同行相談。
・パートの休みの時に面接し、今後の方針を相談。

備考

供覧　□該当語 □認知者 □部長
平成　年　月　日
認知者　認知者　部長

コピー送付
□保健福祉センター　年　月　日　□生活援護分野
□権利擁護推進担当　年　月　日　□障害福祉分野
□包括支援センター　年　月　日　□その他（　）

決裁
担当　認知者　認知者　部長
平成　年　月　日
所属：　担当

表4　犯罪被害者等支援　アセスメント＆プランニングシート

犯罪被害者等支援　アセスメント＆プランニングシート

相談者名：　　　　　受理No.　　　　　　　　　　　　　平成　年　月　日（　）記入者：　　支援者　　回目／　回

		アセスメント（支援の必要なこと、症状等）	プランニング（支援計画）
重要確認項目	① 被害内容	罪名（強制わいせつ・強姦・その他）・加害者との関係（知らない・顔見知り・知人）	
	② 刑事手続	・日時（　）・場所（　）・ケガ（無・有）・診断名（　）・警察への届出（無・有）・被害届の受理（無・有）・公判手続進捗状況・未着手もせず	加害者は保釈中のため、すぐに釈放、加害者の自宅と近いため、近所で会うのではないかと心配、連絡されたことで恨みを買ったのではないかと、不安。
	③ 再被害の危険性	・加害者検挙（無・有）、再被害の危険性（無・有：不安がある）	不安が強く、食事もままならない状態であった。
	④ 身体的症状	不眠（無・有）・食事（変化無・過食・拒食）一時的に食思不振・体重の大幅減少（無・有）	
	⑤ 精神的症状	恐怖感・不安感・フラッシュバック・悪夢・外出困難・人間不信・その他（車に乗れない）	車に乗れない、通勤経路を変えたいと、勤務先で認められそう。
	⑥ 医療	産婦人科受診（無・有：）・精神科・心療内科受診（無・有）・治療費支出に困難	不眠、不安が強い、産婦人科に住んでいるので、受診の待ち時間が長いと、医師に言って掛かった。
	⑦ 日常生活	・自宅に住めない（一時的・転居）・当座の資金不足・治療費支出に困難・職場／学校に行けない（無・有）・育児／介護を必要とする人（無・有：保育園の娘）	加害者が近所に住んでいるので、会うのではいかと不安。転居を希望している私宅の娘。
	⑧ 相談者の要望（主訴）	電話や面接、自宅訪問などの希望について記載。窓口からの連絡（有・無）	同居の家族には理解してもらえないような症状が消えない。
心身の反応（４・５以外）	⑨ 心身の症状	・現実感がない・感情麻痺・重力に関連するものを避ける（無・有）・重力低下	しばらくは軽くても精神的な症状が消えていない。
	⑩ 留意すべき症状（医療機関受診の必要性）	・愛しい・怖しさ・１人になれない・発熱・息苦しさ・食思（無・有：）・腰痛・頭痛・（無・有：７ヶ月以上）（子どもの場合）	同居家族には言えていない。
	⑪ 通院歴	・被害以前の精神科・心療内科受診歴（無・有：）診断名（　）・４、５の時続投を（４、５の時続投を・息苦しさ・退院（無・有：）・自傷行為・いつ	
生活・家族状況	⑫ 家族関係	家族へ被害事実を伝えている（無・有）・夫婦・家族に知られたくない・理解を得にくい・協力を得にくい・家族の様子	パート職員、事件の当日に仕事を欠けてしまったので、辞めさせられるのではないかと不安。
	⑬ 職場関係	職場関係者に被害事実を伝える（無・有：）・自営業・正職員・パート・派遣・（日／週）・無職・休職中（有休取る）・職場の協力体制・夫婦した	同僚父親には言えていない。
	⑭ 学校関係	学校関係者に被害事実を伝える（無・有：）・学校の協力体制（無・有：協力者）	
	⑮ 経済状況	経済不安（無・有）・収入減・過重・医療費負担（大・小）・生活保護（無・有）・学校関係者の協力体制（無・有：協力者）	パートの収入のみ、家は実家であるが、パート収入の中から実家の家族の食費を賄っている。
	⑯ 地域社会との関係性	親族からの孤立・友人からの孤立・近隣（無・有）・友人、仲間・相談できる人（無・有：友人）・育児／家事援助者（無・有：）	家事、育児を手伝ってくれるひとはいない。
司法手続き関係	⑰ 刑事手続	・手続への意向（無・有）・検察官との面接（無・有）・裁判への出廷（無・有）・公判内容の情報提供の希望（無・有）・証人出廷への迷い（無・有）・意見陳述の希望（無・有）・示談交渉（無・有）	医療費、仕事に行けなかった時間の補償、精神的な損害について補償してほしいという気持ちらが、その他の時間の急行ならない、など示談書なのでやりたくない。
民事手続関係	⑱ 民事手続	・損害賠償請求の意向（無・有）・損害賠償請求命令希望（無・有）	
弁護士依頼	⑲ 弁護士依頼	・依頼したいことは何か（参加制度・損害賠償請求・その他）	「その他」
特記事項	⑳ 罪種等に応じて確認をする事項	・マスコミ対応への悩み（無・有）・犯給金の説明（受けた・受けていない）・犯給金の申請（無・有）・加害自動車の保険加入状況（自賠責のみ・任意保険）（交通事故の場合）：示淡	犯給金の説明はしたが、手続きが困難なのではないかと、示談。
関係初機関資源等（関）	㉑ 協力者の存在	・協力者の存在（無・有）・親族（実父母、実姉弟妹、義理父母など）友人	親兄弟人などが助けてくれる。
	㉒ 他機関	・現在利用中の医療・福祉サービス、制度・他機関への相談歴（無・有：）	
	㉓ その他	・連携の必要性（無・有：連携先）	なし。

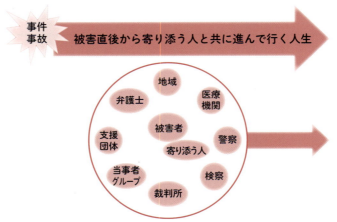

被害に遭われた方を中心に必要なことを共に考えていくことが大事
図8　途切れない支援

組みだといえます．
　悲嘆や混乱のさなかにある犯罪被害者等の話しをしっかり受け止めることや，ともに考え解決への努力を惜しまないことなどが，犯罪被害等の失われた社会への安心感，信頼感を取り戻すことにつながります．それが将来的にはPTSDやうつ病など精神状態の悪化を防ぐことになります．犯罪被害者等の問題を考える時，個々の問題解決を図るだけでなく，社会全体の問題解決を目指すことが保健師には求められます．

2—SC 活動と外傷サーベイランス

（1）コミュニティ単位での暴力予防

近年，日本においても地域の安全を脅かす出来事が，生活の様々な面で人々の不安の原因となっています．その要因としては，毎日のように報道される犯罪，顕在化する児童や高齢者への虐待やドメスティックバイオレンス（DV），自殺などがあげられます．また，集合住宅の中でひっそりと孤独死する者も増加しています．性犯罪被害では，個人の対処能力だけでは効果的な対応が不可能な場合が散見されます．屋外で突然被害に遭う，自宅等に侵入されて被害に遭う，夜間，歩行していて被害に遭うこともあります．また，被害者が飲酒して酩酊状態で被害に遭うケースもあります．

このような社会的背景のなか，安全・安心に対する関心が高まっており，日常生活における安全を多面的に検証し，地域レベルで安全の向上に取り組む「セーフコミュニティ（以下「SC」と略）」活動が拡がりを見せています．SC 活動とは，日常生活の様々な場面における外傷の危険性（ハザード）を取り除くことによってリスクを管理し，生活環境の安全性を高める活動です．日本では 2006 年頃より京都府亀岡市が着手し，青森県十和田市，神奈川県厚木市など，2016 年 3 月現在 13 のコミュニティ（市町村）が SC として認証され，外傷サーベイランス（もしくは外傷サーベイ）の仕組みを有しています[1,2]．

（2）外傷サーベイランスの構築

外傷サーベイランスの「サーベイランス」を直訳すると，「監視」や「見張り」を意味しますが，SC では，外傷の情報を入手し予防していくためのプログラムを指して，「外傷サーベイランス／外傷サーベイ」の名称を用いています．外傷サーベイランスシステムは，外傷*のデータを収集・分析し，それをもとに事故を予防する環境をつくることを可能にするツールです[3~5]．外傷を負った市民を対象に発生状況等の情報（発生分布や原因などに関するデータ）を組織的に継続して，収集・統合・分析し，その結果を，全ての関係者が共有し，事故やケガを防止するために活用して，病院やクリニック等，地域の保健関連施設が協力し，コミュニティ単位で暴力（外傷）予防を行います．

諸外国の外傷サーベイランスは，主に病院を受診する患者のデータを元にしていますが，日本における外傷サーベイランスは，救急搬送を中心に，警察データ，厚生労働省データ，アンケートなどを組み合わせて実施していたり，病院で電子カルテを活用した外傷サーベイランスシステムを立ち上げている自治体もあります．

（3）SC 外傷サーベイランス委員会の構成と役割

SC 活動を実施している自治体では，事故やけがの発生状況を継続的に把握・監視する仕組みとして，また，SC 活動全体を検証・評価していく仕組みとして，外傷サーベイランス委員会を設置し，各方面からの専門的な意見をもらいながら，根拠に

NOTE

外傷

英語では「外傷＝injury」と表記され，思いがけないアクシデント（accident）に対して，予測可能な傷害（injury）と位置付けて，不慮の事故（思いがけない出来事や予測不可能で急に起こった事故などを意味し，主に外的な要因によって引き起こされた事故を指す）のみならず，暴力や虐待，自殺等の意図的な事態に対しても外傷予防活動を展開している[4~6]．

基づいた取り組みを継続しています.

　委員は医療機関，消防，警察などの関係機関の職員や市の関係部長および地元大学研究者や（社）日本セーフコミュニティ推進機構のメンバーで構成されています．各メンバーの主な役割は，以下の通りです.

・**医療機関**：外傷による受診患者の受傷経緯や原因，重傷度などのデータを収集する．行政や医療機関が協働して外傷を予防することは，健康を害する人を減らすことにつながる．また，従来より，各種の住民健診（検診）や保健・福祉関連計画の策定における協力をしている.

・**医師会，歯科医師会**：市の外傷発生動向調査検討委員会のメンバーとして，医学的視点からのサーベイランスの質の向上に協力している[3].

・**消防**：市内の防災・救急搬送などを担う.

・**警察**：市内の防犯・交通安全を担う．通常から地域防災委員会や自主防災ボランティア団体など地域コミュニティと連携を行う.

・**地域の住民組織（自治会）**：従来から活発に地域コミュニティの活性化や，消防や警察とも連携して住みよい地域づくりを進めてきている[7].

　SC サーベイランス委員会において，各機関の取り組みや外傷サーベイランスで得られたデータについて説明を受け，町の安全に関する現状を把握し，地域レベルで取り組むべき重点項目が明確になり，参加者一同で共通認識を形成することができます.

　ある地域では，住民ワークショップを開催し，学校，PTA，保育園関係者，消防団，一般住民など様々な立場の住民が集まり，地域の安全について議論することで，住民間のコミュニケーションが図られ，地域の課題を共有する機会ができています[2].

　また，企業については，それぞれの企業が労働安全基準法などに基づいて雇用者の安全対策について責任を担っていることもあり，行政や地域の組織と連携して安全対策に取り組むことはあまりありませんでしたが，SC 活動の取り組みを知り，行政へ支援を申し出る等の変化も生まれています[2].

（4）SC の取り組みの実際

　学校の安全については，学校が主体的に安全な環境づくりを担っています．しかし，近年の学校内あるいは登下校中に発生した事件や事故を参考に，学校だけでなくPTA や地域住民が協力して子どもの登下校を中心に安全を確保する取り組みがみられます．例えば，地域の重点課題の 1 つに「子どもの安全」を掲げ，小学生の登下校の見守りに加えて，地域の人が家先の掃除や散歩，買い物などを児童の登下校の時間に合わせることで無理なく児童の安全に気配りできるという「水曜日出迎えデー」を始めるなど，より多層的に子どもの安全に取り組む自治体もみられます[2].

　また，ある自治体では，自宅内でのケガの防止や学校内でのケガの防止に取り組み，例えば，校内安全マップを作成した小学校では，取り組み前と比べてケガが

28.5％減少しているといった調査結果が出ています[6]．また，全中学校区において安全マップを作成し，取り組み前と比べて自転車事故の件数は9.7％減少しましたが，交差点での事故の割合は増加していることが分かったため，引き続き原因を究明し，新たな対策プログラムを策定して住民とともに取り組みを進めています[6]．

自殺予防に対しては，従来は，行政による子どものいじめ対策や一般的な心配ごと相談の対応，NPO グループによるいのちの電話などの活動があるのみでした．しかし，SC 活動の導入後は，リスクグループとされる自死遺族の支援活動や既存の自殺予防活動の支援についても把握に努めています．また，SC 活動について周知を進めるなかで，NPO グループによるメンタルヘルスの課題を抱えた一般住民向けの「サロン」の開催や，自殺問題の専門家による支援の申し出を得ることができるなど，支援ネットワークが広がりつつあります[7]．

また，暴力については，近年のドメスティックバイオレンス（DV）や児童虐待の顕在化もあり，従来から行政においていくつかの取り組みが始められていました．そのなかで，子育て支援や少年の悩みに早期に対応する少年サポートセンター，民間の自殺予防活動への支援などが，SC 活動の一環として幅広く捉えられるようになりました．

これらの取り組みには看護職の OB がボランティアとして参加し，支援の基盤づくりに大きな貢献を果たしてきました．他の地域組織との連携を図ったり，各機関での看護職のネットワークを活用しつつ，地域や市の取り組みに参加する機会の増加に尻込みする住民らの背中を押し，顔の見える関係づくりをサポートしています[7,8]．このことが「安心感」の形成に役立っていると考えます．人と人の顔の見えるつながりが，犯罪被害への支援と再犯防止にも生かされています．

● 文献

1) 中原慎二，木村昭雄，市川政雄，他：世界の外傷発生動向と外傷サーベイランス．日本外傷学会雑誌，22 (3)：299-306，2008．

2) 白石陽子：地方自治体における WHO「セーフコミュニティ」活動の意義と限界―安全向上の取り組みを通じた関連アクターの関係性の変化から―．政策科学，16：27-54，2009．

3) 横田昇平：地域における外傷サーベイランス（特集 住民が求める安全・安心のまちづくり―セーフコミュニティで保健活動が変わる）．保健師ジャーナル，63(12)：1098-1103，2007．

4) Coggan C, Patterson P, Brewin M, et al：Evaluation of the Witakere Community Injury Prevention Project. Injury Prevention, 6：130-134, 2006.

5) Nilsen P：What makes community based injury prevention work? In search of evidence of effectiveness. Injury prevention, 10：268-274, 2004.

6) WHO Collaborating Centre on Community Safety Promotion http://www.phs.ki.se/csp/（2014 年 12 月 15 日アクセス）

7) 山田典子：セーフコミュニティに暮らしたい～安心なまちづくりを目指す十和田市民ボランティアの試み～．梨の木舎，2010．

8) 山田典子：あなたは見落としていませんか？～子ども達の声なき叫びを聞き逃さないために～．青森県立保健大学ブックレット，2007．

column 警察とSANEとの連携

　性犯罪被害者が身体的・精神的に負う傷は非常に深刻で，「心の殺人」や「魂の殺人」とまで言われるように，被害者に与える影響は甚大です．被害を防ぐことが重要ですが，個人の努力だけでは効果的な防犯対策は不可能な場合も散見され，地域単位で安全対策にとりくむ必要性が高まっています．地域コミュニティの中でとりわけ警察は，市内の防犯・交通安全を担う重要な組織であり，医療機関と連携して性暴力被害者支援を行う役割を担っています．

　警察は捜査機関であるゆえに，捜査上の必要から被害者に「被害の状況」を詳細に聞くことがあります．犯人を逮捕したとしても，犯人の言動の正否について確認を取るために，被害者から事情を詳しく聴く必要が生じることもあります．誤認逮捕防止，供述調書の作成や，実況見分の立ち会い，証拠措置への協力等を被害者に依頼することがあります．

　そのように様々な捜査への協力を被害者に求めることで，つらい被害を思い出させてしまうという危険性があり，個別の配慮が必要です．そこで警察には，被害者対策室が設置され被害者支援が促進されています．その目的は，被害者の被害からの回復，軽減，再発防止，警察活動による被害者の負担の軽減を図ることです．

　平成8年2月，警察庁によって警察が推進すべき被害者対策の基本方針を取りまとめた「被害者対策要綱」が制定され都道府県警察に通達されたことが契機となって，警察における組織的な被害者対策が開始されることになりました．現在，警察では，被害者支援要員*を指定して被害者支援を行っています．

*各都道府県警察において，捜査員以外の職員が，被害者への付添い，刑事手続の説明など事件発生直後に被害者支援を行う「指定被害者支援要員制度」が導入されている．

　被害者支援要員の具体的な活動は，以下のようなことです．
　第1段階　支援要員の自己紹介　ラポールづくり
　第2段階　病院等への付き添い　被害者の身体の安全を確保することを最優先
　　　　　　とする
　第3段階　捜査に関する説明や関係機関の紹介および関係部署との連絡調整
　第4段階　被害者などからの相談対応やカウンセリング要否の確認
　第5段階　被害者の自宅への送迎，帰宅後の安全計画の確認
　また，警察活動による被害者の負担軽減を図ることを目的とした支援の一部を紹介します．
①警察による被害者支援の期間は概ね1週間であるが，環境調整やカウンセリングについては，関係機関と連携し，年単位でかかわりを持つこともある．
②性犯罪被害に関しては，初診料，処置料，緊急避妊料，人工妊娠中絶費用，診断書料についての，公費支出を行っている．
③再被害を受ける恐れのある被害者を「再被害防止対象者」に指定し警戒を強める

などの対策を行っている．併行して，加害者の釈放時期などの情報を収集する等，再度被害に遭わないように見守りを強める．

④犯人に被害者の所在がばれてしまうことへの対策として，「一時保護施設借上経費公費負担制度」として，ホテル等の宿泊を公費で負担する制度もある[1]．

　しかしこれらは，警察に被害を訴え事件化して使用できる制度であり，再被害への恐怖の渦中にある被害者には，利用が難しい制度であることは否めません．

　看護師とくに SANE は，被害者の感情表出に寄り添い，落ち着ける治療環境の調整などの援助を行いながら，治療内容や法的手続き，および警察とのやり取りの全体を把握したうえで，被害者のニーズに応じた情報提供を行うことができます．被害者が納得の上でよりよい意思決定をするために，SANE が，適切な時期に，被害者のニーズに応じた情報提供を行えるよう，様々な情報や社会資源について日頃から収集・ネットワーク化しておく必要があります．

　看護師が本人尋問や裁判の法廷の場で証拠に基づく発言をするという機会はまだ市民権を得ているとは言えませんが，警察との密な連携の中で，看護師が被害者のアドボケイトとしての重要な機能を果たし，実績を積み重ねていくことで，SANE を中心とした SART システム構築の大きな活力に転じることを願っています．

（山田典子）

1）警察庁犯罪被害者支援室　http://www.npa.go.jp/higaisya/home.htm（2014 年 12 月 15 日アクセス）

4 性暴力被害者への こころのケア

1 こころのケアの重要性

　急性期における看護は身体的なケアが中心になります。タイムリーで適切な初期対応が行われるとその後の経過にもよい結果を及ぼします。しかし、被害の状況によっては、時間が経過してから発現する心的外傷後ストレス障害等の症状や、あるいは被害の影響が長期化する場合があります。被害者のうつ状態やパニック障害、フラッシュバック、不眠等の症状は、単なる精神症状にとどまらず、身体的な不調にもつながりやすいのです。また、そうした身体的精神的な不調に加えて、他者を信頼することや自分の未来に関する価値観や人生観にも影響を及ぼす場合があります。さらに被害の影響は、生活状況や経済活動にも影響を及ぼすことがあり、被害者の日常生活全般および人生全体において深刻なダメージを与えることが少なくありません。ハーマンは「慢性外傷症候群」「複雑性外傷後ストレス障害」という診断名を提案しています[1]。

　加害者が逮捕・検挙・拘束・収監され、被害者に近づく危険がないとわかれば、被害者は安心できるかもしれません。しかし、事件に関する現場検証等の調査や、マスコミ等が事件を公表することによる第三者からの反応や、裁判での陳述や司法関係者による対応によって、被害者が傷つくことがあるのです。また、加害者が収監されたとしても、被害者は加害者が出所後再び被害者に危害を与えるのではないかという恐怖や不安を抱え続ける場合も少なくありません。

　このような被害者に起こりがちなトラウマの影響について支援者の理解やサポートがなかった場合は症状が潜在化したり長期化する危険性があります。また、こうしたトラウマの影響は慢性期に身体化しやすい特徴があります。

　このような被害者に起こる症状は理解されにくいために、時間が経過しても被害者の症状が改善しないことについて、被害者が周囲から責められたり、被害者自身に責任があるかのような理不尽な対応をされることがあります。これが被害者の受ける二次被害です。

　被害者自身が自分の体験を言語化することが困難であったとしても、このような反応が起こることを想定して関わることや、被害者の自己効力感や自己肯定感を高めていけるための精神的ケアが非常に重要になります。バラバラに起こっているかのように感じられる身体症状と精神症状をつなげて、かつ過去と現在および未来の自分の人

生を考えられるようになることなど，『体験を統合する』ための看護支援が必要となります．

被害者が自己コントロール感を取り戻すことや，自分の感情を言語化できるようになること，自分の体験を他者に語ることができるようになること，それらを促すことも看護の重要な役割の1つです．具体的には，被害者が体験している苦痛を，異常な事態に対する正常な反応であること，あるいはトラウマ反応の1つであるとフィードバックすることなどが，被害者自身が自分の体験を客観視しコントロール感を取り戻す助けになります．ここで重要なことは，終始，被害者や患者の安全感を保障することです．被害者が自分の言葉で語ることを促し傾聴する，被害者の言動を批判したり査定しない態度で接するほか，被害者を脅かしたり二次被害を与えることがないように，十分な配慮が必要なことはいうまでもありません．

また，幼少期から長期的に反復的な性暴力を受けた被害者は，成人期になるまでの人格形成に重大な影響を受けることが知られています．解離症状や自傷行為がある場合には，看護上も非常に困難を生じることが少なくありません．また，こうした被害者は成人になっても被害を繰り返し受けやすいとの報告があります．これは**再犠牲化，再被害化**といわれる現象です[2]．このような患者は，看護者からみると関わりにくい患者という印象をもたれがちですが，患者の言動の背景にある被害体験を構造化して理解することが，患者—看護師関係を構築する上で大きな助けになります．

また，幼少期からの性暴力被害者には，『親密さと性の混同』が当事者を混乱させることがあるために，ジェンダー形成やセクシュアリティへの影響，欲望・欲求の混乱，自我意識の混乱などが生じる場合があります[4]．再被害化においては，被害者が主体的に（加害者となる）相手や状況を選んでいるように見える場合がありますが，被害者を責めたり非難するのではなく，自己尊重感を支える関わりが必要です．

2 性暴力被害者とアディクション

性暴力被害者の中にはアルコール依存や薬物依存に陥ってしまう人が少なくありません．それはなぜなのでしょうか．

アディクションとはさまざまな嗜癖に耽溺することですが，その内容は大きく，①物質嗜癖，②行動プロセス嗜癖，③人間関係嗜癖の3つに分けることができます．①の物質嗜癖の代表的なものとしては，アルコール・薬物依存症があります．アルコール依存症には，WHOのICD-10による診断基準（**表5**）があります[5]．②の行動プロセス嗜癖に該当するのは，摂食障害などでの過食や過食嘔吐・下剤等を利用する強制的な排出，パチンコなどのギャンブル依存症，盗癖（クレプトマニア）などです．③では，共依存症や恋愛依存症などがあげられます．ここでは嗜癖と依存をほぼ同じ意味で使いますが，依存症は回復できる病です．しかし，治療や介入がなければ死に至る病です．また，依存症は医療だけで回復することは困難です．専門職による治療に併せて，自助グループなどに参加し，『仲間とともに回復を進める』ことが不可欠

> **NOTE**
> **再犠牲化・再被害化**
>
> 幼少期・児童期の性暴力被害者には，被害体験が外傷性記憶として保存される場合がある．外傷性記憶は，言語による語らいや前後関係などの文脈がない．強烈なイメージと身体感覚が優位になる．
>
> 特に性暴力被害者が，暴力被害の瞬間を再演して危険な結果を変えようという考えをもち，実際，さらに危険を冒すような行動をとってしまう場合がある．フロイトは外傷体験がこのように繰り返し現在に侵入してくることを反復強迫と名付けた．
>
> このために，再び被害を受ける「再被害化・再犠牲化」が起こることが報告されている[3]．

| 4 | 性暴力被害者へのこころのケア　　165

表5　ICD-10 による精神作用物質使用による精神および行動の障害

依存症候群	ある物質あるいはある種の物質使用が，その人にとって以前にはより大きな価値を持っていた他の行動より，はるかに優先するようになる一群の生理的，行動的，認知的現象．依存症候群の中心となる記述的特徴は，精神作用物質（医学的に処方されたのであってもなくても），アルコールあるいはタバコを使用したいという欲望（しばしば強く，時に抵抗できない）である．ある期間物質を禁断したあと再使用すると，非依存者よりも早くこの証拠群の他の特徴が再出現するという証拠がある．
診断ガイドライン	依存の確定診断は，通常過去1年間のある期間，次の項目のうち3つ以上がともに存在した場合にのみくだすべきである． (a) 物質を摂取したいという強い欲望あるいは強迫感． (b) 物質使用の開始，終了，あるいは使用量に関して，その物質摂取行動を統制することが困難． (c) 物質使用を中止もしくは減量した時の生理学的離脱状態．その物質に特徴的な離脱症候群の出現や，離脱症状を軽減するか避ける意図で同じ物質を使用することが証拠となる． (d) はじめはより少量で得られたその精神作用物質の効果を得るために，使用量を増やさなければならないというような耐性の証拠． (e) 精神作用物質使用のために，それに代わる楽しみや興味を次第に無視するようになり，その物質を摂取せざるを得ない時間や，その効果からの回復に要する時間が延長する． (f) 明らかに有害な結果が起きているにもかかわらず，いぜんとして物質を使用する．たとえば，過度の飲酒による肝臓障害，ある期間物質を大量使用した結果としての抑うつ気分状態，薬物に関連した認知機能の障害などの害．使用者がその害の性質と大きさに実際に気づいていることを確定するよう努力しなければならない． 精神作用物質使用のパターンの個人的な幅が狭くなることが特徴として記述されている． 精神作用物質使用を使用していること，あるいは特定の物質使用の欲求が存在することが依存症候群の本質的な特徴である．薬物使用への衝動に対する自覚は，物質の使用をやめようとしたり制御しようとするときに最も一般的に認められるものである．（中略）

（融　道男・他：ICD-10 精神および行動の障害　臨床記述と診断ガイドライン（新訂版）．pp.87-88，医学書院．2005.）

です．

　一度依存症になってしまうと，たとえばアルコールや薬物を摂取するために，他者に対して嘘をついたり裏切ったり，約束を反故にしても，アルコールや薬物を中心とする生活になりがちです．家族関係，職場関係，社会的な人間関係などにも影響を及ぼすことがあります．これらは依存症の症状が，依存症者を通して表現されているのです．物質自体に強い依存性がある場合や，ある種の行動が脳内麻薬といわれる物質の分泌を促す場合に依存行動が止まらなくなるのではないかという仮説が昨今の研究で明らかにされつつあります．

　カンツィアンは「人はなぜ依存症になるのか」の中で，依存症は耐えがたいトラウマを経験した人がその影響から回避するための自己治療手段の1つであるという，自己治療仮説を打ち出しました[6]．加害者からの身体的暴力・精神的暴力・性的暴力あるいはネグレクト等によるトラウマを忘れるために，被害者はアルコールや薬物，あるいはギャンブルやある種の自傷行為，あるいは人間関係への依存に陥るのではない

かと考えられています.

　しかし，こうした対処行動は，トラウマの痛みを回避することには一時的に役立っても，その人の根本的なトラウマを解決することはなく，さらに問題を複雑化させ身体的に精神的にも社会的にもその人自身が生きにくい状況へ追い込まれていくことにつながります.

　例えば，薬物依存によって80回以上も逮捕歴があった女性の体験談が報告されています. 彼女は，薬物依存症の治療プログラムのみでは薬物を止めることができなかったのですが，トラウマ治療を受けた後に薬物使用をやめることができました. その女性は実父から性的虐待を10年以上にわたって受けていました. 彼女は，最初母親に助けを求めましたが，母親からネグレクトされたことで大人は頼りにならないと学習してしまいました. 彼女はそれ以来，自分の感覚や感情を感じることをやめ，身体的精神的痛みを封じるために薬物を使うことで生き延びていました. 彼女がトラウマ治療を受けたことで，問題の根源が明らかになり，彼女は薬物使用をやめることができました. つまり，彼女にとっての依存症は，過酷な人生を『生き延びるためのすべ（技術）』であったのです. そしてトラウマ治療がきっかけとなって疎遠であった実母とも，徐々に関係を修復できるようになりました[7].

　このようにアルコール・薬物依存症の女性の中には性暴力被害体験をもつ人が少なくありません. 被害者の被害体験とトラウマを適切にアセスメントし，被害者を必要なサービスにつなぐことが看護職にも当然ながら求められているといえるでしょう. 見方を変えると，アルコールや薬物依存の問題を抱えた性暴力被害者については，アルコールや薬物をただやめるだけの看護支援では，被害者が自分の生きる力を取り戻していくためには不十分であるといえます.

　また，特に女性がアルコールや薬物依存症であると，さらに性的暴力被害に遭う危険性が高まります. 加えて恋愛依存があると，自己破壊的な恋愛を繰り返す場合もあります. このように複数の依存の問題を併せ持つことをクロスアディクションと言い，その人をクロスアディクト（複数のアディクションを併せもつ人の意）と言います. クロスアディクトは，複数のアディクション問題を抱えるために，回復には単独の場合よりもより多くの時間がかかることになります. また，被害者の傷つきが深ければ深いほど，治療者や援助者に対しても人間不信になって挑発的言動を繰り返したり，あるいは援助者等に過剰な期待をもちつつ期待がかなわないことでの傷つきを深めてしまう場合があります. パーソナリティ障害を合併している場合は特に，援助者や治療者との関係性を構築する上でも困難を伴う場合が少なくありません.

　一方でアルコールや薬物依存症ではなくても，アルコールや薬物の影響下においては，性暴力被害に遭う危険性が高まります. 昨今パーティや飲食店等で，加害者が飲み物に薬物を投入したレイプ事件が世界中で多数報告されています. デーティング・バイオレンスの場合もありますが，被害者はいつどこで誰に薬物を投入されたのか記憶がないか忘れている場合が多く，証拠も失われていることが多いためにほとんどの場合加害者を特定することが困難であり，犯人を検挙することが難しくなります. 加害者は，こうした事件を計画的に起こしているという背景があります. 加害者がこの

NOTE

デーティング・バイオレンス（dating violence）

日本ではデートDVと呼ばれる. 婚姻関係にはないが付き合いのある者の間に起こるDVである.

| 4 | 性暴力被害者へのこころのケア　167

ような方法で被害者を集団でレイプし，その様子を録画しネット上に動画で配信する等，信じられないような事件も起こっています．被害者の意識のない状況における性暴力は，被害の真相を被害者自身が知らないことで，周囲から非難の的にされたり，被害者が自身を責める場合があります．また，ネット上でのこうした動画や写真等の配信は，一度拡散してしまうと被害者が自分に関する情報をコントロールすることは不可能で，生涯にわたって被害者を苦しめることになります．二次被害，三次被害を受けた結果，被害者が自死に至った事件も報告されています[8]．

また，加害者がアルコールや薬物を摂取して暴力加害に及ぶ場合は，衝動性が強化され，理性が失われることで被害者の被害の程度がより大きくなる危険性があります．こうしたことから，このような犯罪は徹底的に取り締まりを強化する必要があると考えられますが，特に若者向けの教育においてはアルコールや薬物の危険性に加え，ネットを利用するリテラシーについても正しく教育をすすめる必要があるでしょう．

3 代理受傷

（1）支援者側の代理受傷

性暴力被害者を支援する支援者は，被害者の支援を通じて『共感疲労』あるいは『代理受傷』に陥る危険性があります．援助者は，被害者の深刻で重篤な外傷性の体験を見聞きすることで，援助者自身も二次的にトラウマを負うことがあるのです．なぜなら被害者に対する共感性の高さが，相手に寄り添い相手の回復に有効に作用する一方で，共感性が高いほど援助者自身が『相手の体験を我が事のように感じてしまう』ことによって被害者の体験を自らの中に取り込んで傷つくためです．

被害者支援に関わる人々の中で「トラウマが伝染する」と言われているのは，直接被害を受けた被害者を取り巻く家族や友人，専門家である支援者らに，時間を経るごとに被害者が体験した症状と同様の抑うつ症状や不眠などの症状が出現することによります．特にトラウマが伝染しやすいのは，『自分を救世主であるとか，少なくとも自分が人を救済しているとみなしはじめる』人間であるとの報告もあります[9]．つまり，自分に援助者としての有力感あるいは万能感を感じている人ほど，こうしたトラウマを負っている被害者に関わることで無力感に曝される結果，代理受傷する危険性が高いとも考えられます．

フィグリーは援助者が共感疲労に陥りやすい理由として以下の4つをあげています[10]．

①共感性が**トラウマ・ワーカー**がトラウマを負った人を援助する上で最も重要な資質であること

②多くのトラウマ・ワーカーは人生において何らかの外傷性の出来事を体験していること

③トラウマ・ワーカーの抱える未解決のトラウマが，クライエントが同様のトラウ

NOTE
トラウマ・ワーカー

フィグリーは，「二次的外傷性ストレス（邦訳版，2003）（原著，1995）」の中で，トラウマを負った人々を対象とする仕事をすることを常とする専門家―とりわけセラピストのことをトラウマ・ワーカーと名付けた．トラウマ・ワーカーとは名称独占の専門職ではなく，トラウマを抱えた人々の回復支援に関わる様々な職種が該当すると考えられる．フィグリーはトラウマ・ワーカーの教育の重要性について提言しており，ストレスやバーンアウト，共感疲労について教えること，そして実践場面でのスーパービジョンの重要性を説いている[11]．

マを話した時に活性化されること

④子どものトラウマはケア提供者にとって見過ごせないものであること

また，性的トラウマを負った被害者を援助する過程では，こうした相談に曝される機会が多いことと，支援者に出現するPTSD症状との間に相関があったとの報告があります．こうしたことから，性暴力被害者を支援する援助者は，二次的なトラウマ症状や代理受傷に陥りやすいことを認識して関わる必要があります．

（2）支援者のセルフケア体制

トラウマ・サバイバーとかかわる支援者はだれでも代理受傷する危険性があります．誰もがまず代理受傷のメカニズムについて理解を深める必要があります．

a．セルフケアによる予防策

代理受傷は，支援者個人のアイデンティティや世界観，スピリチュアリティに影響し，混乱を招きます．そこで，支援者は代理受傷によって引き起こされる混乱を予防するために，セルフケアを勧めることが不可欠となります．

予防策としてのセルフケアには，どのようなことが含まれるのでしょうか．まずは，仕事や遊び，休息のバランスをとり，自分自身の能力や可能性を認めることが有用です．また，身近な家族や友人などとの人間関係において，親しく交わることで自分自身がどういう人間か，周囲の人々との間でどのような役割を果たしているかなどの自己の関係を再確認することも重要です．また，自分自身が興味や関心を持ってかかわっている活動（文章を読み書きする，音楽を楽しむ，芸術作品を鑑賞あるいは創作する，ダンスやエクササイズ・スポーツなどの身体的な活動をするなど）を再認識することも重要です．パールマンらのトラウマ・セラピストを対象とした調査によると，トラウマ・セラピストが仕事とのバランスをとるためにしていた活動で頻度が高くまた役立つと思っている活動は，同僚とケースについて検討すること，ワークショップに参加すること，家族や友人と過ごすこと，旅行や休暇・趣味・映画に行くこと，人と親しく交わったなどがあげられていました[12]．つまり，こうしたトラウマへの対処方法として，仕事上では同僚らとの情報や感情あるいは援助技術を共有することや，休養と娯楽を楽しむことでリフレッシュを図ることが有効であることが示されています．

一方で，私たちが自己効力感を高めることができるのは内的能力によると考えられています．しかし，この内的能力はトラウマやトラウマに関わる仕事の影響を実は受けやすいのです[13]．そのために，こうした仕事に関わる支援者のセルフケアでは，自分の中に内在化する愛する他者のイメージと再び交流すること（手紙を書く，日誌を書く，瞑想する，祈るなど），肯定的な自己感覚を補強すること（自分が特に楽しいと思うことをすること），また感情耐性を高めたり，自分の感情に対する認識を深めることが役に立つと考えられています．

b．支援体制の構築

また，グループ・スーパービジョンなどによって，信頼のおける同僚からのフィー

NOTE

トラウマ・サバイバー

トラウマ・サバイバーとは外傷的体験の後で，外傷性ストレス障害を発症したかどうかの有無にかかわらず，生き抜いている人々のことをいう．被害者を示す用語には犠牲者としてのビクティムという言葉もあるが，被害の責任は被害者にあるのではなく加害の責任は加害者にあるとして，サバイバーには被害体験を乗り越えて主体的に生きることへの尊敬の念の意味が含まれる．サバイバーの方が，より被害者を尊重した意味で使われる．

ドバックを得ることは，支援者自身が自覚できていなかった認知の歪みなどに気づき，認識を新たにする機会となり，支援者の自己への振り返りを助ける役割があります．支援者は一人で支援を行っていると，孤立し無力感を感じ，抑うつ症状を感じてしまうこともありますが，実はこうした症状は被害者自身の体験と同様であることが珍しくありません．ですから，支援者も「悩んでいるのは自分だけではない」と再確認し，仲間とネットワークを構築し，支え合い学び続けることが重要です．

　特に，被害者の体験を聞くことで，性的な侵入のイメージが支援者自身の性的な活動についても影響を及ぼすことがあります[14]．守秘義務などによって，支援者が自分の体験したことをパートナーに語ることができないために，苦痛をもたらすことがあるのです．しかし，こうした場合であっても，支援者は自分の体験した現象をパートナーに語るのではなく，自分の感情をパートナーに理解してもらうことで，安心感を得ることができます．こうした支援者のパートナーは，自分のパートナーが支援という仕事を通じて二次受傷を経験する可能性が高いこと，安心できる存在として感情を受け止めることが支援の仕事をするパートナーのために非常に役に立つと理解を深めることが重要となります．

● 文献

1) ジュディス・ハーマン：心的外傷と回復. pp.130-146, pp.187-191, みすず書房, 1996.
2) 佐野信也・他：性的虐待と再犠牲化. アディクションと家族, 19(1)：93-107, 2002.
3) ベセル A・ヴァン・デア・コルク・他編：トラウマティック・ストレス. 誠信書房, p227, 2001.
4) 宮地尚子編：トラウマとジェンダー. 金剛出版, pp.53-58, 2004.
5) 融　道男, 中根允文, 小見山　実監訳：ICD-10 精神及び行動の障害. pp.87-88, 医学書院, 2005.
6) カンツィアン：人はなぜ依存症になるのか. 金剛出版, 2013.
7) IAFN 特別講演；2013.10.23 "Healing Neen" by Tonier Cain, Director of Advocacy services for a private, non-profit agency in Annapolis, Maryland.
8) IAFN 口演発表；2014.10.22 Judy Waldman, Women's college Hospital, Tronto on Canada. "Manageing Non-Suicidal Self-Injury and Sucidal Intent in the Adolescent Population".
9) Figley, C.R.: Helping traumatized families. San Francisco: Jossey-Bass, pp.144-145, 1989.
10) チャールズ. R. フィグリー：第 1 章 共感疲労. B・H スタム編, 二次的外傷性ストレス. pp.19-20, 誠信書房, 2003.
11) B・H スタム編／小西聖子, 金田ユリ子訳：二次的外傷性ストレス. pp.19-21, 誠信書房, 2003.
12) 前掲書 11), p.53.
13) 前掲書 11), p.55.
14) 前掲書 11), pp.58-59.

column 精神看護 CNS による性暴力被害者支援の実践

　専門看護師（Certified Nurse Specialist　以下，CNS）は直接ケアの担い手としてだけでなく，調整役割をする上でも重要な存在です．性暴力被害者支援に対してCNS を活用する利点は，包括的アセスメントができること，調整役を担えること，場合によっては領域を超えてお互いの知識や技術を補い合い実践を行うことが可能なことなどがあげられます．CNS が SANE を兼ねるかどうかは，その CNS の領域や医療機関の状況によると思われますが，身体的な状況をよく理解しながら精神的ケアを行う上で，精神看護 CNS が担える役割は大きいといえます．以下に，精神看護 CNS の性暴力被害者支援の実践を中心に述べます．

1.　精神的ケア

　精神看護 CNS は，PTSD など精神面のアセスメントおよび精神的ケアを中心に支援します．身体症状の背景にある精神的問題の中に，PTSD や過去の体験による影響の査定が必要となります．DV 被害者が暴力を受け続けた体験の影響として，後々になって頭痛，背部痛などの慢性疼痛や消化器症状がみられることがあります．また，アルコールや薬物の乱用の背景に PTSD が隠れていることもあります．

　多産の母親のなかで出産に喜びを感じられていないケースや抑うつがみられるケースでは，DV など暴力被害が隠れていることもあります．現場の看護師が何らかの違和感を抱いているようなケースをアセスメントする際に，専門家として被害者心理や身体症状についても頭の片隅においてケアにあたる必要があります．

　子どもが身体的・性的虐待を受けている兆候を医療現場で発見することもあります．被害者が子どもの場合，状況の認知や言語化できる発達段階に配慮が重要となります．発見した際の子ども，家族，専門機関への対応の周知や，RIFCR（リフカー）＊を用いた初期対応などに関する現場スタッフとの情報共有が必要です．

＊RIFCR^(TM)：小児の発達に配慮しながら性虐待などの被害を最初に聴き取る方法．
米国ミネソタ州ミネアポリスにある NPO CornerHouse Interagency Child Abuse Evaluation and Training Center のトレードマーク（TM）である．RIFCR^(TM)とは，R=Rapport（話のできる関係を築く），I=Issue Identification（問題点の確認），F=Facts（事実確認），C=Closure（終結），R = Reporting（通告）の略で，司法面接につなげるための方法である．

　精神的ケアにあたっては，警察や司法の支援者とも連携するため，性暴力被害の状況を踏まえた早期からの心理教育と長期的な視点でトラウマケアを行うことが求められます．この際，施設がもつ体制や地域のリソースを活かすことが重要となります．

2.　コンサルテーション

　医療者の中には，性暴力被害者に対応したことのない人も少なくありません．そのため，現場スタッフが何に困っているのか見極め，対応自体に不安が大きい場合は，CNS が直接ケアを行います．現場スタッフからのケアに関する相談に乗り，

その患者に必要な社会資源へつなぐために関係機関と連携し，看護管理者や施設内の担当者への連絡・調整をスタッフと協力して行うことが必要になります．そのためには日ごろから関係者と適時・適切に連携できる関係性を築いておくことが大切です．

現場と経験を重ねる中で，現場スタッフが対応できる力を自分たちで身につけられるように，CNS が管理者と協力して支援していくことが，最終的にはよりよい被害者支援につながるといえます．

3. 倫理調整

被害者やその関係者と直接接する看護師は，被害や患者の苦痛を目の前にして「被害者にどこまで踏み込んでよいのかわからない」という悩みを抱えていることもあります．所属する組織の中で DV や虐待など被害発見時の対応について取り決めがなされているかどうかを確認し，その情報をつなげる役割が求められます．取り決め自体がなされていない場合，倫理的な問題の発生時に組織としてどのように対応するかを検討するところから調整が必要となります．CNS は倫理的観点から被害者の権利と安全が最大限守られるよう関連職種とともに協力することとなります．

4. 教育

性暴力被害者支援の必要性を現場の医療者が認識できる教育が必要となります．ケースとチーム全体をみている CNS として適切な教育を提供することが必要です．具体的な教育内容として例えば以下のような内容があげられます．

・対応したケースの検討
・実践に関した勉強会
・警察や相談機関，シェルターなどの情報提供
・男性への恐怖心や飛び込み分娩，怯えた態度など被害者と疑われる特徴的な様子
・暴力被害者支援に関わることで医療者自身が「傷つき体験」となった場合のサポート
・傷つき体験とならないための二次受傷に関する医療者への心理教育

バーンアウトや逆転移のようなトラウマケアに必要な精神的問題を理解し，医療者が自身の傷つきに気付くことは，よりよいケアの実践につながります．医療者のバーンアウトを防ぐことにもなります．

5. 組織への働きかけ

性暴力に対する意識を深め，医療分野以外の領域や機関との連携を組織に働きかけることも支援において重要になります．そのなかで看護の果たす役割は大きく，CNS が組織の理解を得ながら，性暴力被害に関連する委員会やチームの立ち上げなど体制を整えていくことで，迅速で適切な性暴力被害者へのケアにつながります．包括的に CNS が実践できるよう，所属組織に理解を得てもらう働きかけをしていくことも望まれます．

（井筺理江）

column 性暴力被害者の声 〜医療者に望むこと〜

　自分の大切な体と，生きていく上で尊重されなければならない「性」という領域を一方的に支配され傷つけられるという体験は，まるで自分の存在そのものを完全否定されているような感覚があり，「私が私で在る」という自尊心が完全に奪われてしまいました．

　被害直後の私は，目に見えるほどの外傷はなかったのですが，なぜか体じゅうがバラバラになりそうなほどの痛みがあり，しばらくその場から動くことができませんでした．自責の念と死にたいほどの絶望感で，途中で抵抗をあきらめて助かった自分自身を後悔したほどでした．

　その後は一時的に乖離したような精神状態になり，痛みや感情が麻痺したまま警察へ届け出ました．そして，犯人の証拠採取のために産婦人科へ行くことになりました．当時の私はどちらかというと，「犯人が捕まってほしい」という思いよりむしろ自分の体が心配で，妊娠の不安や病気をうつされたのではないかという不安を感じていました．

　警察の方に連れられて行った産婦人科では，年配の男性医師が淡々と冷静に仕事をこなすような様子で診察されました．被害者の私に対して目も合わせず，特に感情も関心もないような素振りで，配慮ある言葉や医療的な処置に対する事前の説明もありませんでした．私は，たった数時間前に傷つけられた場所をもう一度誰かに見られたり触れられたりすることへの恐怖と不安で，本当は息ができないほど心が押しつぶされそうでしたが，必死に我慢して，ただただ男性医師に言われるままに従い，自分が平常心であるかのように振る舞いました．

　「医療機関の人だから安心してもいいんだ」と，頭ではわかっていても，性の暴力によって傷ついた私の体と心は完全に混乱し，必死に抵抗していました．男性医師が，そんな神経過敏な緊張状態になっている私の体に突然触れてきた時には，電気が走ったみたいに体がビリビリと痛みました．

　そして，全ての処置が終わった後にその男性医師が私に聞こえる場所で，付き添っていた警察官の人に言った言葉を今でも覚えています．その言葉によって，「本当に自分は汚い人間になった……」というトラウマを強烈に植え付けられ，その後の数年間，被害そのものの記憶と同じぐらい苦しみ続けました．

　もしも性暴力被害に遭った人が病院を訪れたら，医療者は医療者である前にまずひとりの人間として目の前の傷ついた心に寄り添う姿勢で接してほしいです．そして配慮ある対応で体のケアをしてもらいたいと思います．人に傷つけられた「性」は，その後に出会うたくさんの人の優しさと，たくさんの時間をかけて，もう一度回復していくことができます．体と心はつながっているからこそ，医療に携わる方たちにしかできないことがあると私は思います．

索　引

＜ア＞

アウトリーチ　86
アディクション　165
アドボケイト（adovocate）　5

＜イ＞

医療機関における対応・看護ケア　123
医療機関の役割　123
インタビューへの家族の立ち会い　143
インフォームドコンセント　96

＜ウ＞

ウエルビーイング　96
ウッズ・ライト　128

＜エ＞

エイジズム（ageism）　92
エコロジカルモデル（生態学的枠組み）　28
エピソード記憶の障害　78

＜オ＞

桶川ストーカー事件　111

＜カ＞

外国人女性（移住者）の性暴力被害　100
外傷　60, 159
　——の観察ポイント　61
外傷サーベイランス　159
外務省　117
解離　31
解離症状　129, 141
過食　165
看護師として性暴力被害者支援を行う流れ　106
看護展開　134, 144
感情失調（アレクシミア）　81
感情調整困難　80
感情麻痺　81

＜キ＞

記憶のネットワーク　73
虐待三法　108
虐待の防止・発見　140
ギャンブル依存症　165
急性ストレス反応　85
共感疲労　168
行政の犯罪被害相談　154
強制わいせつ　20
記録のとり方　129

緊急度の確認　124
緊急避妊ピル　64
緊急避妊法（EC）　63

＜ク＞

グラデーション　97
グループ・スーパービジョン　169
クロスアディクション　167
軍隊等による組織的な性暴力　49

＜ケ＞

警告反応期　72
警察対応　113
警察庁　117
刑事手続　114
刑事法（性犯罪関係）部会　54
刑法　20, 54
刑法における性暴力に関する規定　54
検察庁　117
顕著性ネットワーク（SN）　79

＜コ＞

強姦（rape）　20
強姦罪　54
強姦神話　29
厚生労働省　117
行動プロセス嗜癖　165
公費支出制度　112
高齢者虐待防止法　91
高齢者に対する偏見　93
高齢者の性的虐待に関する意識　93
高齢者への性的虐待　91
国際フォレンジック看護学会（IAFN）　2, 11
国土交通省　117
個人情報保護法　109
子ども間の性暴力　89
子ども虐待　87
子ども性的虐待（CSA）　140
子どもと家庭に対する観察とアセスメント　143
子どもの性暴力被害　87
子どものトラウマ反応　74
コミュニティ単位での暴力予防　159
コンシャスネス・レイジング（consciousness raising）　7

＜サ＞

災害時における女性の性暴力　47
再犠牲化・再被害化　165
再体験（フラッシュバック）　77, 80
サイバー空間性暴力　40

サイバー被害　20
裁判過程　114

＜シ＞

ジェノサイド　49
シェルター　37
ジェンダー（社会的性）　22, 25, 102
　——に基づく性暴力　102
自己感　79
自己治療仮説　166
自己と感情の調整障害　80
私事性的画像記録の提供等による被害の防止に関する法律（リベンジポルノ防止法）　45
「自然災害におけるジェンダー平等と女性のエンパワーメント」決議　48
親しいパートナーからの暴力（IPV）　22
自他の境界の意識　93
児童家庭支援センター　118
児童相談所　118
児童売春，児童ポルノに係る行為等の規制及び処罰並びに児童の保護等に関する法律　44
児童ポルノ禁止法　44
司法面接　145
社会全体の問題解決　158
社会的感情　81
社会で信じられている神話　13
社会認知　82
写真撮影　129
受診時の対応　125
守秘義務　109
障害者虐待の防止，障害者の擁護者に対する支援等に関する法律　94
障害者の権利に関する条約　94
障害をもつ人の性暴力被害　94
証拠採取　130
証拠採取後の保存　132
証拠の残し方　129
商品化された「性」　42
女子差別撤廃条約　23
女性差別撤廃委員会（CEDAW）　45
女性センター／男女共同参画センター　118
女性に対する暴力の撤廃に関する宣言　23
女性の安全と健康のための支援教育センター　119
女性の健康運動（Women's health movement）　24
女性の人権　22

175

人工妊娠中絶　64
親告罪　57
人身取引（トラフィッキング）　103
身体的アセスメント　125
身体的証拠採取　131
心的外傷後ストレス障害（PTSD）　8,
　71
診療録　113

＜ス＞

ストーカー規制法　111
ストーキング（stalking）　20
ストレス反応　72

＜セ＞

性感染症（STI）　64, 66
性教育の4つの課題　25
精神保健福祉センター　119
生態学的枠組み　28
性的虐待（sexual abuse）　20
　──が起こる際の4つの前提条件
　140
　──の発見サイン　92
　──を受けた子どもにみられる主な症
　状　76
　──を発見するためのサイン　141
性的人格権の侵害　55
性的人権　26
性的奴隷　49
性的暴行　20
性犯罪　20
性犯罪捜査用キット　130
性犯罪の罰則に関する検討会　54
性犯罪被害者診療チェックリスト　62
性被害専用診療記録　126
性別二元論　99
性暴力　19, 60
性暴力対応チーム（SART）　12
性暴力被害検査キット（レイプキット）
　130
性暴力被害後の法的な証拠採取　68
性暴力被害者が救急外来で直面する問題
　14
性暴力被害者支援看護師（SANE）　3,
　11, 33
性暴力被害にあった子どもに見られる反
　応　141
性暴力被害の実態　35
性暴力被害後の検査　67
性暴力を巡る誤解　29
世界人権宣言　23
世界保健機構（WHO）「世界の暴力と
　健康レポート」　19
セカンドレイプ　138
セクシュアリティ　42

セクシュアル・ハラスメント（sexual
　harassment）　20
セクシュアル・マイノリティ　97
セクシュアル・ライツ（sexual
　health・rights）　24
セーフコミュニティ（SC）　159
全国被害者支援ネットワーク　119
戦時性暴力　49
戦争・紛争下における女性への性暴力
　49

＜ソ＞

相談センター拠点型　123
相談センターを中心とした連携型　123
相談対応時　106
相談電話　123
損害賠償請求　113

＜タ＞

第1回国際人権会議（テヘラン会議）
　24
大規模神経ネットワーク　79
対人関係の暴力　22
代理受傷　168
多職種連携協働（IPW）　12
多職連携教育（IPE）　12
単回性トラウマ　75
男性の強姦への関与のリスクを増大させ
　る要因　29

＜チ＞

地方公共団体　118
中央実行ネットワーク（CEN）　79

＜テ＞

抵抗期　73
デーティング・バイオレンス　167
デートDV　89
デートレイプ　89
デフォルトモードネットワーク（DMN）
　79
電話対応　124

＜ト＞

東京・強姦救援センター　34
銅付加子宮内避妊具（IUD）　64
盗癖（クレプトマニア）　165
途切れない支援　155
ドメスティック・バイオレンス（DV）
　21, 90
トラウマ　71
トラウマ・サバイバー　169
トラウマ・ワーカー　168
トラウマ記憶　77
トラウマ反応　72

トラウマ反応を重症化，長期化させる要
　因　74
トルイジン・ブルー　129

＜ナ＞

内閣府　116

＜ニ＞

二次（的）被害（secondary victim-
　ization）　7, 138, 168
二次加害　138
二次受傷　170
日本高齢者虐待防止学会　119
日本子ども虐待医学会　119
日本子ども虐待防止学会　119
日本産婦人科医会　119
日本司法支援センター（法テラス）
　118
日本トラウマティック・ストレス学会
　119
日本被害者学会　119
日本フォレンジック看護学会　2, 119
日本弁護士連合会　119
人間および市民の権利の宣言　23
人間関係嗜癖　165
妊娠の可能性　63

＜ネ＞

ネグレクト（neglect）　24, 166

＜ノ＞

ノールズの成人教育（アンドラゴジー）
　理論　11

＜ハ＞

バージニア・リンチ　2
パープルダイヤル（性暴力・DV相談電
　話）　101
配偶者からの暴力及び被害者の保護に関
　する法律（DV防止法）　35, 108
配偶者からの暴力または夫婦間暴力
　（SV）　22
配偶者暴力相談支援センター　110,
　118
バタードウーマン（被虐待女性）症候群
　（Battered Women Syndrome）　8
犯罪成立の要件（構成要件）　55
犯罪被害者支援窓口の支援の実際　154
犯罪被害者等基本法　35, 112
犯罪被害者等相談受理票　155
ハンス・セリエのストレス反応の3相期
　72

＜ヒ＞

被害後の再演　74

被害者中心ケア（Victim-Centered Care）　9
被害状況　125
疲弊期　74
ヒューマンセクシュアリティ（人間の性）　25
費用　133
病院拠点型　123

＜フ＞

フィジカルアセスメント　127
フェミニズム（第一波）　23
フォレンジック（司法）看護師　4
フォレンジック看護　2
　──の実践範囲　4
　──の視点　7
複雑性 PTSD　77, 80
複雑性外傷後ストレス障害　164
婦人相談所　118
物質嗜癖　165
プライベート・パーツ　89
紛争・災害時における女性への性暴力　47
紛争下の性的暴力防止に関する宣言　49

＜ヘ＞

ヘイトクライム　97

＜ホ＞

法医学的証拠採取　28, 130
法科学　2
法制審議会　54
法務省　117
暴力と健康　23
暴力のサイクル理論　21
保健師としての犯罪被害者等支援活動　154
保護　110

保護者　96
保護命令　110
ポスト・トラウマティック・プレイ　75
ポルノ（暴力的性描写）　40

＜マ＞

マルトリートメント　80
慢性外傷症候群　164
慢性反復性トラウマ　75

＜メ＞

メタ認知　81

＜モ＞

文部科学省　117

＜ヤ＞

ヤッペ（Yuzpe）法　64

＜ラ＞

来院までの過ごし方　124
ラベリング　81

＜リ＞

リプロダクティブ・ヘルス　42
リプロダクティブ・ヘルス / ライツ（reproductive health/rights）　24
リベンジポルノ禁止法　45
リンダ・リドレイ　15

＜レ＞

レイプ・クライシス・センター（rape crisis center）　7
レイプトラウマ症候群（RTS）　7, 60

＜ワ＞

ワンストップ支援センター　116, 119, 122

＜数字＞

3 つの予防　27

＜ A～Z ＞

BALD STEP　61
DESNOS（Disorders of Extreme Stress, Not Otherwise Specified）　75
DSM-5　精神疾患の診断・統計マニュアル　71
DV　90
fMRI　79
IPV　90
JCAHO　4
kindling　80
LGBT　97
LNG 単回経口投与法　64
PTSD の症状　83
PTSD の症状の科学的根拠　77
PTSD の診断基準　83
SANE（セイン）　11
SANE 研修　15
SANE として必要となる実践能力　11
SANE の教育ガイドライン　11
SANE の診察　14
SART（サート）　12
SC の取り組み　160
WHO による性暴力の定義　19

フォレンジック看護
―性暴力被害者支援の基本から実践まで　ISBN978-4-263-23678-9

2016年8月15日　第1版第1刷発行
2017年7月20日　第1版第2刷発行

編集　加　納　尚　美
　　　李　　　節　子
　　　家　吉　望　み
執筆　日本フォレンジック
　　　看護学会
発行者　白　石　泰　夫

発行所　医歯薬出版株式会社

〒113-8612　東京都文京区本駒込1-7-10
TEL.（03）5395-7618（編集）・7616（販売）
FAX.（03）5395-7609（編集）・8563（販売）
http://www.ishiyaku.co.jp/
郵便振替番号 00190-5-13816

乱丁，落丁の際はお取り替えいたします　印刷・あづま堂印刷／製本・皆川製本所
Ⓒ Ishiyaku Publishers, Inc., 2016. Printed in Japan

本書の複製権・翻訳権・翻案権・上映権・譲渡権・貸与権・公衆送信権（送信可能化権を含む）・口述権は，医歯薬出版（株）が保有します．
本書を無断で複製する行為（コピー，スキャン，デジタルデータ化など）は，「私的使用のための複製」などの著作権法上の限られた例外を除き禁じられています．また私的使用に該当する場合であっても，請負業者等の第三者に依頼し上記の行為を行うことは違法となります．

JCOPY ＜(社)出版者著作権管理機構 委託出版物＞
本書をコピーやスキャン等により複製される場合は，そのつど事前に(社)出版者著作権管理機構（電話 03-3513-6969，FAX 03-3513-6979，e-mail：info@jcopy.or.jp）の許諾を得てください．